Walid FEKI
Rim KAMMOUN
Khouloud AbdelMouleh

Indicadores da gravidade da dilatação brônquica

Walid FEKI
Rim KAMMOUN
Khouloud AbdelMouleh

Indicadores da gravidade da dilatação brônquica

ScienciaScripts

Imprint

Cover image: www.ingimage.com

This book is a translation from the original published under ISBN 978-620-6-71074-5.

Publisher:
Sciencia Scripts
is a trademark of
Dodo Books Indian Ocean Ltd. and OmniScriptum S.R.L publishing group

120 High Road, East Finchley, London, N2 9ED, United Kingdom
Str. Armeneasca 28/1, office 1, Chisinau MD-2012, Republic of Moldova, Europe
Managing Directors: Ieva Konstantinova, Victoria Ursu
info@omniscriptum.com

Printed at: see last page
ISBN: 978-620-8-56442-1

Conteúdo

Introdução

A dilatação brônquica (DBB) ou bronquiectasia é uma patologia respiratória crónica incapacitante caracterizada por uma dilatação irreversível do lúmen dos brônquios de pequeno e médio calibre situados entre a 4ª e a 8ª ordens de divisão (1).

Embora a DDB tenha sido considerada uma doença subdiagnosticada, nos últimos cinco anos a sua frequência aumentou acentuadamente devido à disponibilidade de exames de TC de alta resolução e de estudos epidemiológicos. No Reino Unido, a prevalência nas mulheres aumentou de 350,5 por 100.000 habitantes em 2004 para 566,1 em 2013, e nos homens de 301,2 por 100.000 habitantes em 2004 para 485,5 por 100.000 habitantes em 2013 (2). Os dados globais confirmam a morbilidade significativa e os encargos com os cuidados de saúde associados a esta doença, particularmente entre as pessoas com baixo nível socioeconómico. De acordo com uma recente revisão da literatura (3), o custo da doença deveu-se principalmente a hospitalizações em doentes com um historial de exacerbações repetidas.

As infecções recorrentes são responsáveis por danos nos tecidos e inflamação, levando à produção de muco em excesso e a danos no tapete mucociliar. Desencadeia-se então um círculo vicioso de COLE, de destruição dos tecidos e de superinfecções brônquicas (4), que conduzem a exacerbações e, consequentemente, a uma diminuição da função respiratória (5,6).

Para gerir estes doentes de forma adequada, o médico deve em primeiro lugar :

- Identificação de doentes altamente sintomáticos com risco de exacerbações

e aqueles cuja função respiratória entrou em colapso. Estes doentes são objeto de um tratamento multidisciplinar e de uma terapia relativamente intensiva. Os doentes de risco ligeiro, pelo contrário, são mais facilmente geridos e não necessitam de acompanhamento especializado.

Foram desenvolvidas duas pontuações de gravidade específicas para a bronquiectasia para dar uma melhor ideia do impacto da doença e assim orientar a gestão terapêutica do clínico: o índice de gravidade da bronquiectasia (BSI) (7) e a pontuação FACED (8,9).

Cada uma das duas pontuações atribui pontos à idade, ao valor percentual do volume expiratório forçado num segundo (FEV1), à presença de colonização por Pseudomonas Aeruginosa, à extensão radiológica e ao estádio da dispneia de acordo com a escala MRC. A pontuação BSI também atribui pontos ao índice de massa corporal (IMC), à frequência das exacerbações, à hospitalização e à colonização por outras bactérias que não a Pseudomonas Aeruginosa. As pontuações são depois calculadas para classificar os doentes em três grupos de risco: ligeiro, moderado e elevado.

A pontuação BSI foi estabelecida na sequência de um grande estudo realizado em Edimburgo, no Reino Unido, e posteriormente validada em 4 coortes internacionais. A pontuação FACED foi desenvolvida especificamente para prever a mortalidade, enquanto a pontuação BSI prevê a mortalidade, as exacerbações graves e a frequência das exacerbações, e fornece uma estimativa da qualidade de vida (10,11,12,13).

Vários parâmetros podem influenciar estas duas pontuações, em particular factores específicos de cada população.

Nenhum estudo verificou a aplicabilidade destas duas classificações de gravidade ou avaliou a melhor classificação para a nossa população.

O objetivo do nosso estudo era investigar qualquer correlação que pudesse existir entre os vários parâmetros de gravidade e as pontuações BSI e FACED e, consequentemente, poder escolher a melhor pontuação para a nossa população.

CAPÍTULO I

Doentes e métodos

1. Tipo de estudo

Trata-se de um estudo comparativo num único centro (Serviço de Pneumologia do Hospital Universitário Hédi Chaker, Sfax), que abrange o período de [1]de janeiro de 2009 a 31 de dezembro de 2018.

2. População do estudo

2.1. Critérios de inclusão

- Idade > 16 anos
- Dilatação dos brônquios confirmada por uma TAC torácica

2.2. Critérios de não-inclusão

Doentes com fibrose quística.

Dilatação dos brônquios que acompanha outras patologias, nomeadamente a fibrose pulmonar e o cancro broncopulmonar.

3. Recolha de dados

Consultámos os processos clínicos dos doentes selecionados e recolhemos um conjunto de dados clínicos, para-clínicos e terapêuticos.

Foi elaborada uma grelha de análise de gráficos para cada doente, a fim obter dados tão homogéneos quanto possível (Anexo 1).

Elementos da entrevista

- Idade
- Sexo
- História pessoal
- História familiar de neoplasia
- Hábitos de vida
- Sinais funcionais respiratórios, extra-respiratórios e gerais. A hemoptise foi procurada em todos os doentes. A gravidade foi avaliada com base no volume de hemorragia observado, na condição subjacente (insuficiência respiratória subjacente) e no impacto no estado respiratório e hemodinâmico.

3.1 . Dados do exame clínico

- O estado geral do doente (índice de desempenho da Organização para a Cooperação e Desenvolvimento Económico).

Organização Mundial de Saúde)

- Estado respiratório :

o Presença de estertores brônquicos, crepitações e mesmo sibilos à auscultação, indicando congestão brônquica.

o Hipocratismo digital, que pode indicar insuficiência respiratória progressiva.

Sinais extra-respiratórios: sinais de insuficiência cardíaca direita, sinusite que podem ser úteis para orientar o diagnóstico.

3.2 . Exames complementares

3.2.1. Imagiologia

Radiografia do tórax

É frequentemente patológica e revela dois tipos de anomalias.

Anomalias diretas

J Paredes tubulares: são a visibilidade espontânea das paredes brônquicas espessadas através do parênquima não condensado.

J Fendas anulares (imagens areolares): A mesma coisa vista na secção

J Opacidades tubulares em forma de "V" ou "Y": correspondem a tubos brônquicos

Os tubos brônquicos são sólidos e orientados ao longo do eixo dos brônquios. São reflectidos por impacções mucóides de distribuição para-hilar e pela broncocele bastante lobar.

J Aspeto de roseta ou de "pseudo-colmeia": é o resultado de bronquiectasias cilíndricas ou varicosas, justapostas umas às outras e visualizadas em corte transversal.

J Aspeto de múltiplas cavidades no interior das quais podem existir níveis de líquido. Esta é a tradução radiológica da bronquiectasia sacular ou quística.

Anomalias indirectas

J Imagens de atelectasia e colapso uni ou multi-lobar

Exame do tórax

A tomografia computorizada torácica foi de grande utilidade no nosso estudo. Foi solicitada em cortes finos e milimétricos e permitiu :

- Demonstrar a dilatação brônquica em qualquer uma das seguintes situações:

J o diâmetro intra-brônquico é superior ao da artéria satélite

J os brônquios são visualizados no 1/3 exterior do parênquima pulmonar

J ausência de redução progressiva do calibre dos brônquios à medida que se afasta do hilo.

- Determinar o tipo de dilatação brônquica: cilíndrica, moniliforme, quística, de acordo com a classificação de Reid.
- Avaliar a extensão do DDB
- Especificar eventuais complicações.

3.2.2. Espirometria

A espirometria foi utilizada para medir a função respiratória dos pacientes e, por conseguinte, para determinar o tipo de anomalia funcional respiratória e o seu grau de gravidade. A espirometria não foi efectuada em doentes com contra-indicações médicas.

3.2.3. Exame citobacteriológico da expetoração

O exame citobacteriológico da expetoração foi utilizado para detetar o tipo de infeção ou colonização, o que pode ser um sinal indireto de gravidade. A colonização bacteriana foi definida de acordo com as recomendações espanholas(14) pela presença do mesmo germe em 2 amostras de expetoração colhidas no ano anterior e com um intervalo de pelo menos 3 meses.

3.3 Pontuações de gravidade

Índice de comorbilidade de Charlson (ICC)

Este score tem sido utilizado estudar as comorbilidades e prever a sobrevivência a curto e longo prazo (15). A pontuação é composta por 19 categorias de comorbilidade (Anexo 2). Cada doença tem uma ponderação diferente, de acordo com a força da sua associação com a mortalidade num ano. A pontuação total do ICC é calculada através da soma dos pesos associados a cada doença comórbida apresentada pelo doente. Pontuações mais elevadas indicam doenças mais graves e, consequentemente, um pior prognóstico.

Pontuação BSI

Esta pontuação inclui 9 variáveis (Anexo 3). A pontuação total corresponde à soma das pontuações de cada variável e varia entre 0 e 26 pontos. Com base na pontuação total, os doentes serão classificados em 3 grupos: pontuação baixa de BSI (0-4 pontos), pontuação intermédia de BSI (5-8 pontos), pontuação alta de BSI (> 9).

Pontuação FACED

Esta pontuação inclui 5 variáveis dicotómicas (Anexo 4). A pontuação total corresponde à soma das pontuações de cada variável e varia entre 0 e 7 pontos.
É utilizado para classificar o DDB em 3 grupos de risco: DDB ligeiro (0-2 pontos), DDB moderado (3-4 pontos) e DDB grave (5-7 pontos).

Estimativa da qualidade de vida

***O Questionário Respiratório de St. Georges (SGRQ)**

Esta pontuação foi validada para certas doenças respiratórias, como a doença pulmonar obstrutiva crónica (DPOC) e a asma. Foi validado na DDB e traduzido para várias línguas(16,17). O SGRQ é composto por 50 itens divididos em 3 dimensões: sintomas, atividade e impacto na atividade profissional, vida diária e impacto emocional. Para cada dimensão é atribuída uma pontuação que varia entre 0 e 100, assim como a pontuação total (Anexo 5).

***Escala HAD (Hospital Anxiety And Depression scale)**

Esta escala é utilizada para despistar perturbações ansiosas e depressivas. É composta por 14 itens classificados de 0 a 3. Sete perguntas referem-se à ansiedade (total A) e outras sete à depressão (total D), dando 2 pontuações. Para cada dimensão, uma pontuação entre 0 e 7 significa ausência de sintomas, entre 8 e 10 significa sintomas duvidosos e a partir de 11 significa sintomas definitivos. Se considerarmos as duas dimensões em conjunto, uma pontuação maior ou igual a 15 é uma pontuação a favor das perturbações ansioso-depressivas. (Anexo 6)

3.4 Terapêuticas utilizadas

O tipo de tratamento foi avaliado pelo médico investigador. Quanto mais grave for a doença, mais intenso será o tratamento.

3.5 Evolução e sobrevivência

Para a sobrevivência e evolução, temos referimo-nos à doentes quando eles continham informações informações. Para pacientes, tentámos contactá-los ou aos seus pais por correio ou telefone.

4. Estudo estatístico

Os dados foram introduzidos e analisados com recurso ao software SPSS II versão 20. Os valores numéricos expressos como média mais ou menos o desvio padrão. A associação entre as variáveis qualitativas foi calculada através do teste Chi2 de Fisher corrigido para números pequenos. As comparações entre variáveis quantitativas foram efectuadas através do teste T de Student. A significância é adquirida para um $p < 0,05$ para todos os testes estatísticos.

CAPÍTULO II

Resultados

1. Estudo da população em geral

1.1.Epidemiologia

1.1.1. Incidência

Recolhemos 110 casos. As caraterísticas gerais dos pacientes acompanhados foram resumidas na Tabela II. Para o cálculo dos scores de gravidade e para toda a parte prognóstica do estudo, excluímos 8 doentes que não realizaram espirometria por não terem colaborado.

Sexo

A população caracterizava-se por um rácio entre os sexos de 1,4, ou seja, 64 homens (58%) e 46 mulheres (42%) (Figura 1).

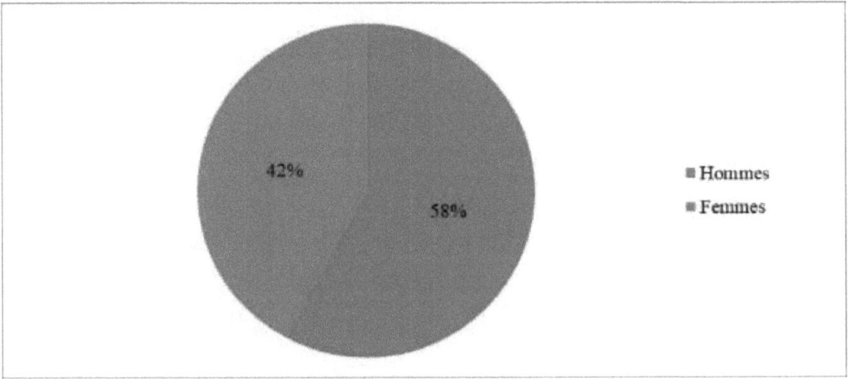

Figura 1: Distribuição dos doentes por género

1.1.2. Idade

A idade média dos doentes era 60 anos, variando entre 16 e 90 anos, com um pico no grupo etário acima dos 70 anos (Figura 2).

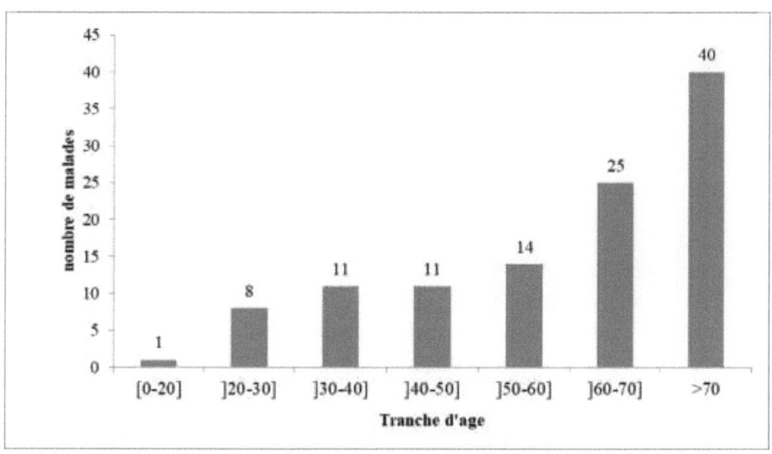

Figura 2: Repartição dos doentes por grupo etário

1.1.3. Hábitos

1.1.3.1. Fumar

Identificámos 50 fumadores activos na nossa população, 95% dos quais eram homens. O número médio de maços de tabaco fumados por ano foi de 26. A cessação tabágica foi conseguida em 24 doentes.

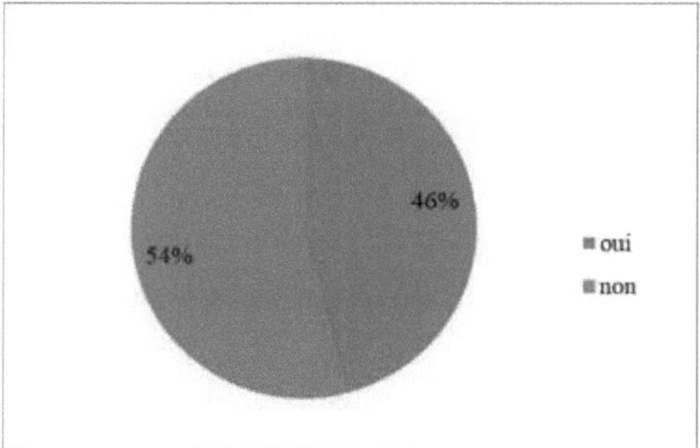

Figura 3: Percentagem da população que fuma

1.1.3.2. Alcoolismo

A nossa população incluía 3 alcoólicos, 2 dos quais se encontravam em fase de cirrose hepática.

1.1.4. História pessoal

Foram encontrados antecedentes médicos pessoais em 92 doentes, ou seja, 84% dos casos. A doença do refluxo gastro-resofágico (DRGE) e a hipertensão arterial predominaram. O índice de massa corporal foi calculado para todos os pacientes, com um IMC médio de 23,39, variando de 13 a 38.

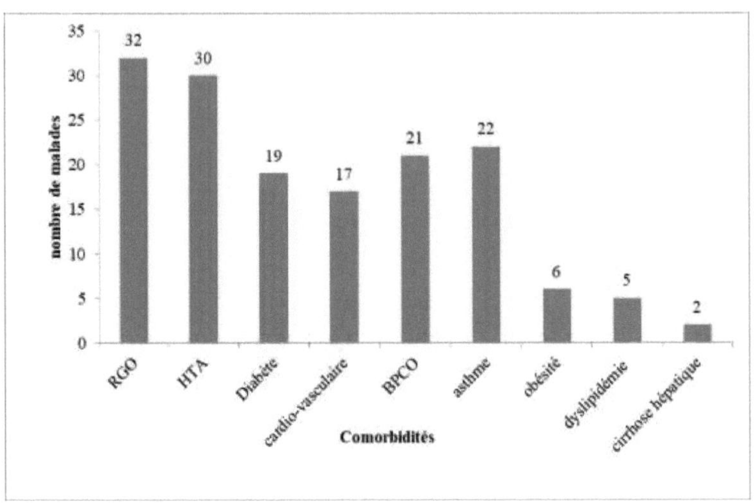

Figura 4: Repartição do historial médico pessoal dos doentes

A pontuação de Charlson (CCI) foi calculada para todos os doentes. Treze doentes tinham um ICC de 0, a maioria dos doentes tinha uma pontuação entre 1 e 4 (66%) (Figura 5).

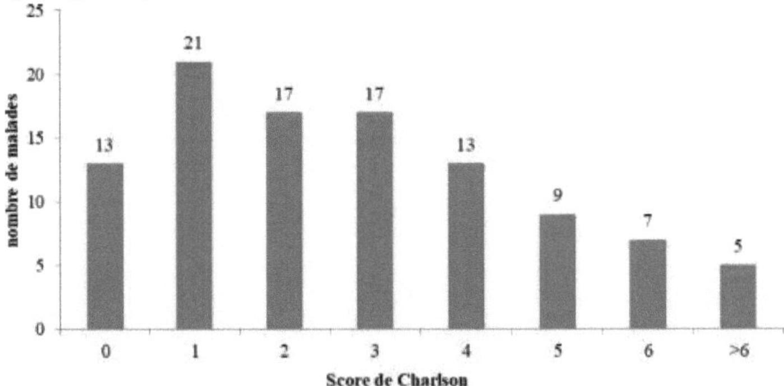

Figura 5: Distribuição dos doentes de acordo com a pontuação de Charlson

1.1.5. Nível socioeconómico

Dividimos a população em 3 categorias de acordo com o nível socioeconómico dos doentes, com base, nomeadamente, na profissão, na cidade de origem e nas condições de vida.

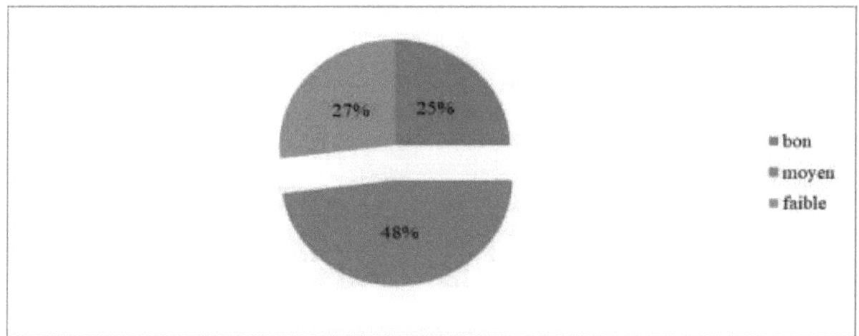

Figura 6: Repartição dos doentes por estatuto socioeconómico

1.2.Estudo clínico

Sinais respiratórios funcionais

Investigámos os principais sintomas respiratórios da DDB no interrogatório: dispneia de esforço, hemoptise e broncorreia matinal. Outros sinais clínicos incluíam tosse crónica, particularmente tosse produtiva, dor torácica e infecções respiratórias inferiores recorrentes (Figura 7).

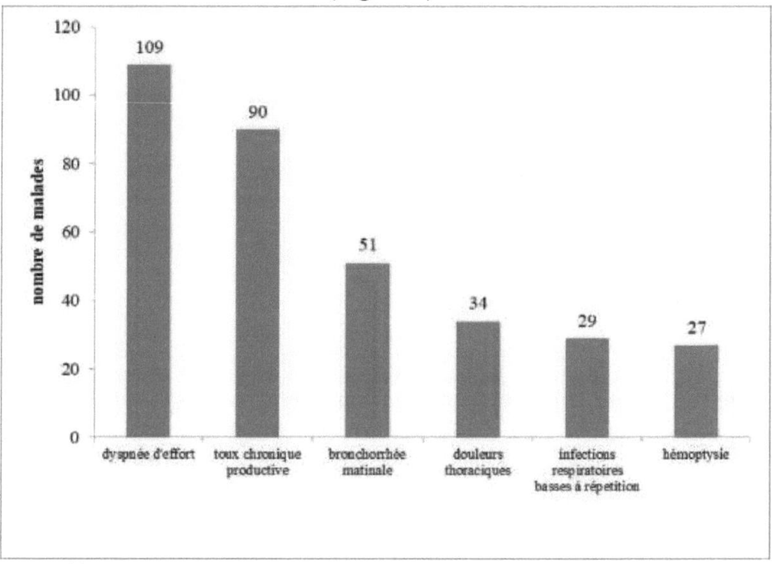

Figura 7: Sintomas de DDB

Dispneia ao esforço :

A dispneia de esforço foi o sinal clínico mais frequente. Utilizando a classificação da MRC, verificámos que a maioria da nossa população se encontrava no estádio 3 (Figura 8).

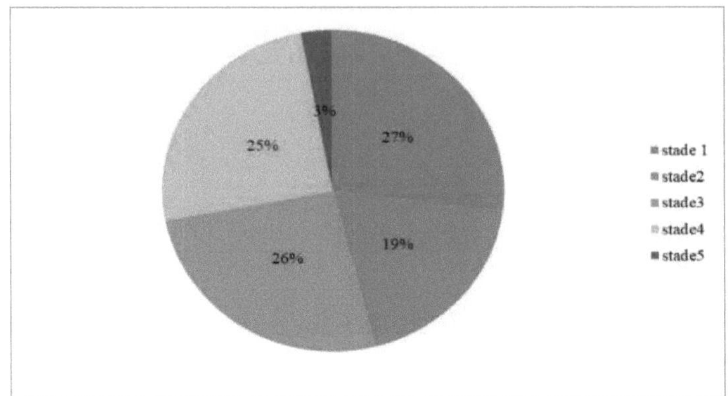

Figura 8: Distribuição dos doentes de acordo com a dispneia de esforço

Tosse produtiva :

Relativamente à tosse produtiva, verificámos que a cor da expetoração, fora dos episódios de exacerbação, era muito variável. (Figura 9)

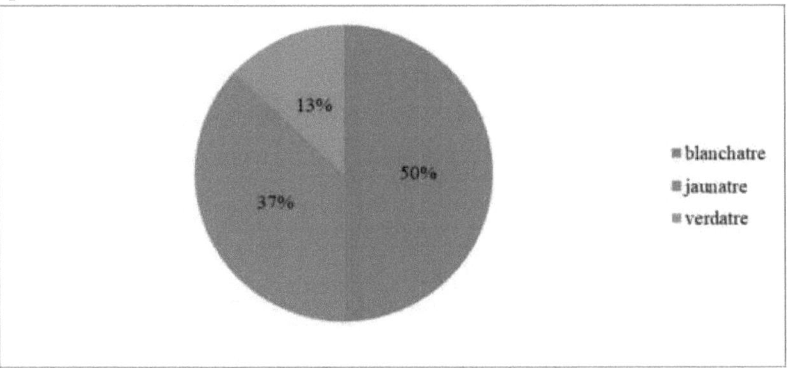

Figura 9: Cor da expetoração em doentes fora das exacerbações

Hemoptise :

Em todos os casos de hemoptise, procurámos sinais de gravidade e avaliámos o volume. Em 2 doentes foi diagnosticada hemoptise grave com necessidade de embolização de urgência. A recorrência da hemoptise ocorreu em 16 casos.

Exame físico :

Para além dos surtos infecciosos, o exame físico era normal em 85% dos casos. As anomalias na auscultação do tórax eram dominadas por estertores brônquicos roncantes. O hipocratismo digital foi observado em 15 doentes, mais frequentemente nas formas extensas e de longa duração.

1.3.Estudo paraclínico

1.3.1 Imagiologia torácica

1.3.1.1 Radiografia de tórax normal

A radiografia de tórax foi efectuada em todos os doentes, com achados patológicos em 95% dos casos. Procurámos anomalias diretas, nomeadamente turvação tubular (30%), turvação anular (25%) e imagens multi-cavitárias (45%) (Figura 10).

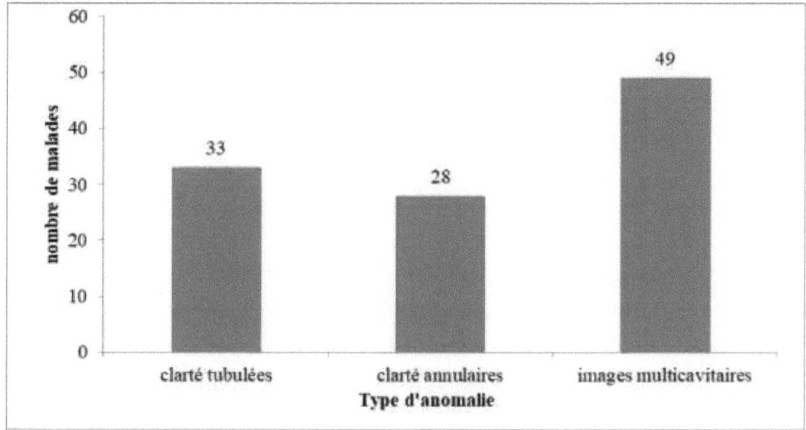

Figura 10: Descrição das anomalias na radiografia do tórax

Estudámos a topografia e o tipo de lesões na TC torácica. As lesões predominaram em 2 lobos (38%). O número médio de lobos afectados foi de 3,27.

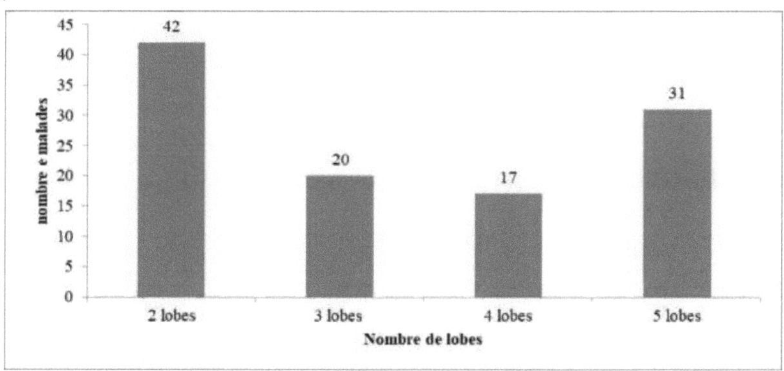

Figura 11: Número de lobos afectados na nossa população

As formas cilíndricas foram as mais comuns na nossa população, seguidas das formas císticas e moniliformes (Figura 12). A associação entre os 3 tipos foi observada em 51,9% dos casos. O enfisema esteve presente em 30,4% dos casos.

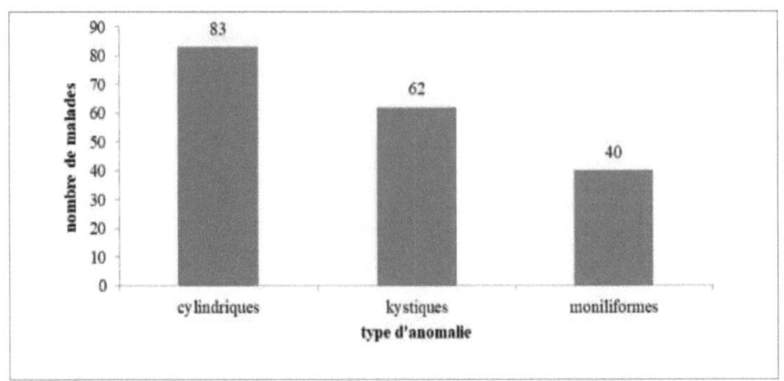

Figura 12: Tipos de lesões na tomografia computorizada torácica

Outras doenças associadas, como as adenopatias mediastino-hilares, foram frequentes (32%). Estas eram predominantemente mediastínicas (91%). A pleurisia associada foi diagnosticada em 4 casos.

1.3.2 Exame citobacteriológico da expetoração

Foi efectuado um ECBC em todos os doentes. Vinte e quatro doentes estavam infectados com Pseudomonas Aeruginosa, 5 dos quais estavam colonizados. Do mesmo modo, vinte e dois doentes tinham uma história de superinfeção com um germe diferente das piocianinas, mas não estavam colonizados por esses germes.

1.3.3 Investigação funcional respiratória

O valor médio do VEF1 foi de 52%, com extremos que variaram de 17% a 93%, e dividimos a nossa população em 4 grupos de acordo com o valor percentual do VEF1 (Tabela 1). Verificou-se a existência de um distúrbio ventilatório obstrutivo em 49 casos e de um distúrbio restritivo, em menor grau, em 30 casos.

Tabela I: Distribuição dos pacientes de acordo com o VEF1

Grupo	VEF1	(n)	%
luz	>80	8	7
Moderado	50-80	53	48
Grave	30-49	34	31
muito grave	<30	15	14
Total		110	

Quadro II: Caraterísticas gerais dos doentes da nossa população

Caraterísticas dos doentes	
Género	46 ? ; 64 J
Idade média (anos)	60
IMC (média)	23,39

Dispneia MRC (mediana)	3
FEV1 (%)	52%
Colonização por Pseudomonas Aeruginosa	5
Colonização por outros germes	0
Número de lóbulos afectados (média)	3
Exacerbação no ano anterior (média)	2
Hospitalização nos 2 anos anteriores (média)	1,42

1.3.4 Etiologias do DDB

Foi solicitada uma investigação etiológica a todos os doentes. A HBD de origem desconhecida (idiopática) representou 65% dos casos.

As etiologias caracterizaram-se pela sua variabilidade. A tuberculose pulmonar foi diagnosticada em 21 doentes (19%) e a DDB secundária a pneumopatia infecciosa grave na infância foi encontrada em 10 doentes (9%). Da mesma forma, foi diagnosticada uma doença sistémica ou vasculite em 8 casos, incluindo artrite reumatoide (n=5), síndrome de Gougerot Sjogren (n=2) e doença de Wegener (n=1).

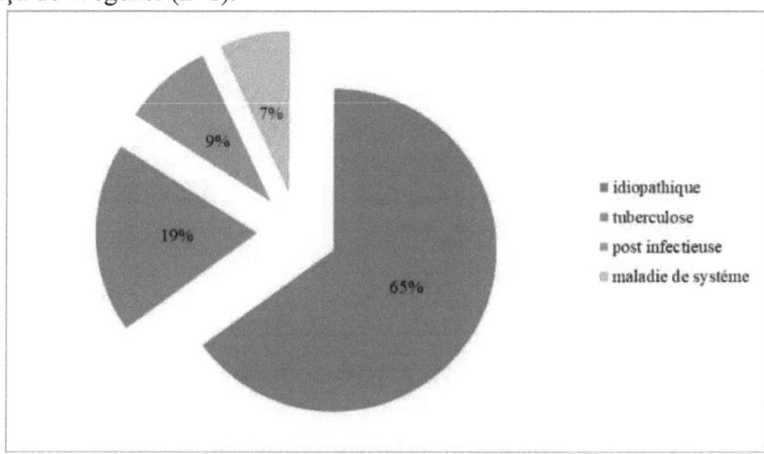

Figura 13: Etiologias do DDB

1.3.5 Tratamento de DDB

O tratamento da DDB tem-se caracterizado por uma variabilidade na prescrição e é altamente dependente dos sinais clínicos do doente. Ilustrámos os diferentes fármacos utilizados na DDB na Figura 14.

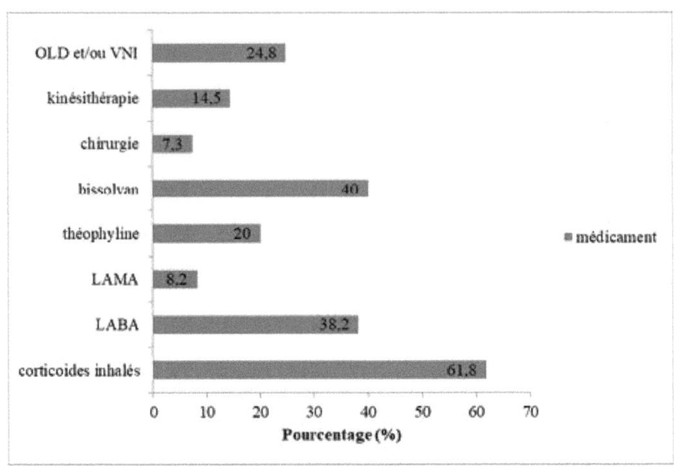

Figura 14: Medicamentos utilizados para a DDB

1.4 Estudo de prognóstico

Nesta secção, excluímos 8 doentes que não realizaram espirometria (não colaboraram), o que impediu o cálculo dos valores de gravidade. O número total de doentes nesta secção será, portanto, reduzido para 102.

1.4.1 Mortalidade

1.4.1.1 Taxas de mortalidade

Vinte e um doentes tinham falecido aquando do estudo. A taxa de mortalidade foi, portanto, de 20,6%.

1.4.1.2 Factores de prognóstico :

1.4.1.2.1 Idade :

A idade média dos doentes que faleceram foi de 69±17,6 anos e a dos sobreviventes foi de 57,6±17,59 anos, com uma diferença estatisticamente significativa (p=0,009).

A mortalidade aumenta com a idade, passando de 2% nos doentes com menos de 40 anos para 4,9% entre os 40 e os 65 anos e 13,7% nos doentes com mais de 65 anos. A diferença não é estatisticamente significativa.

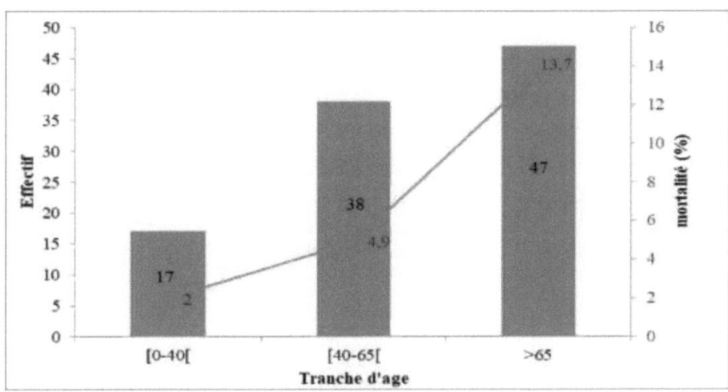

Figura 15Mortalidade por grupo etário

Tabela III: Tabulação cruzada de óbitos e grupo etário

Faixa etária (anos)	Mortes		Total
	N	%	
0-40	2	2	17
41-65	5	4,9	38
>65	14	13,7	47
total	21	20,6	**102**

1.4.1.2.2 Género

A distribuição dos óbitos por sexo revelou uma predominância do sexo masculino. Foram registados 15 óbitos do sexo masculino (25,9%), contra 6 óbitos do sexo feminino (13,6%), com uma diferença estatisticamente insignificante (p=0,13).

Quadro IV: Repartição dos óbitos por sexo

Décès	Sexe		Total
	Femme	Homme	
Non	38	43	81
Oui	6	15	21
%	13,6	25,9	-
Total	44	58	102

1.4.1.2.3 Nível socioeconómico

Na nossa população, a maioria dos doentes que faleceram (n=21) tinha um nível socioeconómico bom a médio, com uma associação estatisticamente significativa (p=0,01).

1.4.1.2.4 Comorbilidades

possíveis correlações entre a mortalidade e o número de comorbilidades, a pontuação de Charlson e o tipo de comorbilidade. Foi encontrada uma relação estatisticamente significativa entre a mortalidade e a pontuação de Charlson (p=0,004).

Os doentes com antecedentes de diabetes, hipertensão ou doença cardíaca isquémica estavam estatisticamente mais expostos ao risco de morte (Quadro V).

A mortalidade foi elevada nos doentes com IMC inferior a 18, atingindo 47,1%, com uma associação estatisticamente significativa (p=0,001) (Tabela VI).

Quadro V: Repartição dos óbitos por comorbilidade

	Número de pacientes	Mortes		valor de p
		N	%	0.034
Diabetes	18	7	38,8	
HTA	28	12	42,9	0,001
Doença cardíaca isquémica	10	5	50	0,015
DPOC	21	7	33,3	0,1
Asma	22	2	9,1	0,13
Refluxo	32	4	12,5	0,17
Obesidade	5	0	0	0,24
Sarampo	0	0	0	-

Quadro VI: Repartição dos óbitos por estado de peso

Mortes	Estado do peso										Total
	<18		18-24		25-29		30-40		>40		-
	n	%	n	%	n	%	n	%	n	%	
Não	9	52,9	26	68,4	38	97,4	7	100	1	100	81
Sim	8	47,1	12	31,6	1	2,6	0	0	0	0	21
Total	**17**		**38**		**39**		**7**		**1**		**102**

1.4.1.2.5 Qualidade de vida

Não foi possível aplicar o questionário St. Georges aos doentes que tinham morrido, o que nos impediu de estimar a qualidade de vida neste caso específico.

1.4.1.2.6 Fumar cigarros

Doze mortes envolveram fumadores activos de cigarros. O número médio de maços por ano foi de 26. A associação não foi estatisticamente significativa (p=0,25).

1.4.1.2.7 Hemoptise

Cinco mortes ocorreram entre os pacientes com hemoptise. A associação não foi estatisticamente significativa (p= 0,51). A abundância de hemoptise foi baixa nos doentes que faleceram (p= 0,28). A recorrência da hemoptise nestes doentes foi observada em 2 casos (p=0,21).

1.4.1.2.8 Número de exacerbações

O número médio de exacerbações foi de 2, com extremos de 1 a 12 exacerbações/ano. Registou-se um pico de mortes em 9 para os doentes com 2 exacerbações por ano. A associação foi estatisticamente significativa (p=0,034) (Figura 16).

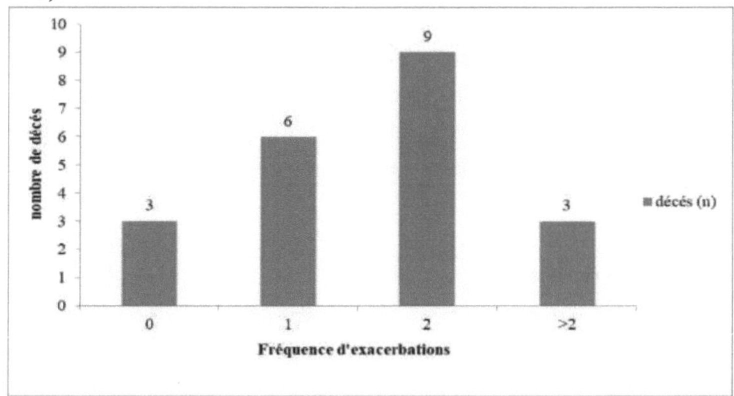

Figura 16: Repartição dos óbitos por frequência de exacerbações

1.4.1.2.9 Número de hospitalizações

O número médio de hospitalizações foi de 1,42 nos últimos 2 anos. Observámos um pico de moralidade coincidente com os doentes com história de hospitalização nos 2 anos anteriores. Esta associação foi estatisticamente significativa (p=0,004). Não se registaram mortes nos doentes que não tinham sido hospitalizados nos dois anos anteriores.

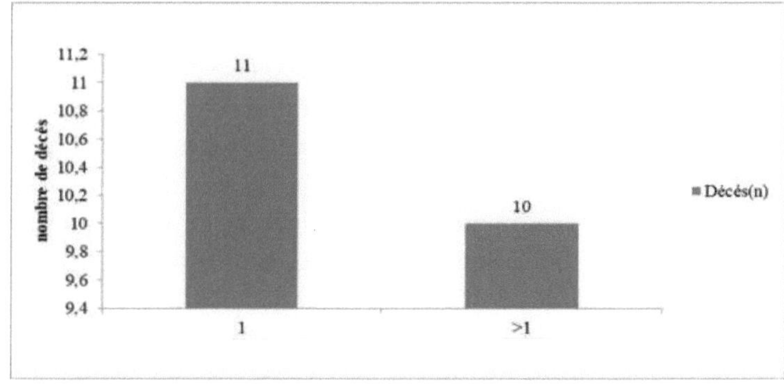

Figura 17: Repartição dos óbitos por frequência de hospitalização

1.4.1.2.10 Infeção

A presença de uma história de superinfeção por Pseudomonas foi observada em 19 doentes, 2 dos quais morreram. Não foi estabelecida qualquer correlação com a mortalidade na nossa população. (p=0.49)

A colonização por Pseudomonas ocorreu em 4 doentes, dos quais apenas 1 faleceu. Não foi estabelecida qualquer correlação com a mortalidade. (p=0,82)

Procurámos uma possível superinfeção por outros germes que não a Pseudomonas. Do mesmo modo, não foi encontrada qualquer associação estatística com a mortalidade. Ilustrámos os resultados para os diferentes germes no quadro anexo. A colonização por um destes germes não foi encontrada na nossa série para estudar a sua relação com a mortalidade.

Tabela VIICorrelação entre a morte e os vários microorganismos detectados pelo ECBC

Germe	n	Mortes		P
		n	%	
Pseudomonas Aeruginosa	19	2	11	0,49
Aspergilose	3	0	0	0,57
Branhamella catarrhalis	5	2	40	0,27
Candida albicans	2	0	0	0,46
E.Coli	1	0	0	0,60
Haemophilus Influenzae	4	1	25	0,82
Pneumococo	3	1	33	0,57
Kleibsielle pneumoniae	1	0	0	0,6
Acinetobacter Baumani	1	0	0	0,60
Serratia Marcosuras	2	1	50	0,29

1.4.1.2.11 Função respiratória

Procurámos uma possível relação entre a percentagem de FEV1 nos 4 grupos e a sobrevivência na nossa população. Obtivemos os seguintes resultados: não foram encontrados óbitos no grupo leve, ao contrário dos outros grupos, em que foram encontrados 6, 10 e 5 óbitos respetivamente nos grupos moderado, grave e muito grave (p=0,034).

Uma análise mortalidade utilizando de sobrevivência de Kaplan e Meier não mostrou diferenças estatisticamente significativas entre os 4 grupos (p=0,71).

1.4.1.2.12 Tipo DDB

Estudámos a relação entre os 3 tipos de DDB e a mortalidade (tendo em conta que podem estar associados). O número de mortes não foi significativamente diferente consoante o tipo de DDB e também consoante a presença ou ausência de enfisema e adenopatias hilares ou mediastínicas. O número de óbitos foi de 20%, 19% e 19%, respetivamente para os tipos cilíndrico, cístico e moniliforme (tabela VIII).

Tabela VIII: Distribuição dos óbitos de acordo com as anomalias radiológicas

anormalidades radiológicas na TC de tórax

Tipo	n	Mortes		P
		n	%	
Cilíndrico	75		1520	0,86
Moniliforme	37	7	19	0,89
Cística	59		1119	0,77
Associações	53	9	17	0,48
Enfisema	31	8	26	0,38
Adenopatias mediastinal/hilar	35	7	20	0,91

1.4.1.2.13 Etiologia

As etiologias encontradas caracterizaram-se pela sua variabilidade. A tuberculose pulmonar foi diagnosticada em 19 doentes, dos quais 4 faleceram (21,1%). A DDB secundária a pneumopatia infecciosa grave durante a infância foi encontrada em 9 doentes, dos quais apenas 1 faleceu. Do mesmo modo, foi diagnosticada uma doença sistémica em 7 doentes, 2 dos quais morreram, e um único caso de vasculite (Wegener) sem causa de morte conhecida.

Não foi estabelecida uma relação estatística entre as várias etiologias e a mortalidade (Quadro IX).

Quadro IX: Repartição dos óbitos por etiologia de DDB

Etiologia	N	Mortes		P
		n	%	
Tuberculose	19		421,1	0,95
Pós-infecioso	9		111,1	0,46
Doença sistémica	7		228,6	0,58
Idiopático	67		1420,9	0,91
Total	102		2120,6	

1.4.1.2.14 Tratamento

Não encontramos relação entre mortalidade e tratamento, exceto para o uso de Bromexina (p=0,034).

Quadro X: Mortalidade em função do tratamento

Medicamentos	N	<u>Óbitos</u>	P

n %				
Corticosteróides inalados	64	13	61,9	0,93
LAMA	8	2	9,5	0,75
LABA	40	8	38,1	0,91
Teofilina	21	4	19	0,85
Bromexina	40	4	19	0,034
Cirurgia	8	2	25	0,75
VELHO e/ou NVI	25	7	28	0,24
Fisioterapia respiratória	14	2	14	0,53

1.4.2 Pontuação da gravidade

Pontuações BSI e FACED

Foram estudadas as variáveis que definem os escores FACED e BSI. A distribuição dos pacientes por variável, de acordo com cada escore, é apresentada nas Tabelas 9 e 10.

Em seguida, estudámos as caraterísticas dos doentes em cada um dos 3 grupos de risco para cada pontuação e encontrámos uma diferença na distribuição dos doentes de acordo com a pontuação utilizada.

1.4.2.1 Pontuação FACED

Utilizando a pontuação FACED, os resultados foram os seguintes: o grupo "ligeiro" incluía 32 doentes (31,4%), o grupo "moderado" 48 doentes (47%) e o grupo "grave" 22 doentes (21,6%).

Quadro XI: A pontuação FACED

Variável	Amostra (n=102)	
	n	%
VEF1		
<50%	56	55
>50%	46	45
Idade (ano)		
>70	33	32
<70	69	68
Colonização por Pseudomonas		
Aeruginosa	98	96
não	4	4
sim		
Extensão radiológica		
>2 lóbulos	102	100
<2 lóbulos	0	0
Dispneia- mMRC		

> II (III e IV)	47	46
< II (0- II)	55	54

1.4.2.2 Pontuação BSI

A pontuação BSI foi utilizada para classificar os doentes num grupo "ligeiro" composto por 22 doentes (21,6%), num grupo "moderado" composto por 21 doentes (20,6%) e num grupo "grave" composto por 59 doentes (57,8%).

Quadro XII: Pontuação do BSI

Variável	**Amostra (n=102)**	
	N	%
Idade (anos) <50	46	45
50-69	31	30
70-79	14	14
>80	11	11
Índice de Massa Corporal (IMC) <18,5	9	9
>18.5	93	91
FEV1(%)		
>80%	12	12
50-80%	45	44
30-49%	31	30
<30%	14	14
Hospitalizações nos últimos 2 anos não	31	30
sim	71	70
Exacerbações no ano anterior 0-2	72	71
>3	30	29
Dispneia - MRC 1-3	74	73
4	26	25
5	2	2
Colonização por Pseudomonas Aeruginosa não	98	96
sim	4	4
Colonização por outro país não	102	100
sim	0	0
Extensão radiológica (> 3 lóbulos e/ou DDB quística)		
não	61	59
sim	41	41

1.4.2.3 Relação entre as pontuações BSI e FACED

Um estudo bi-variado mostrou uma relação estatisticamente significativa entre as pontuações BSI e FACED (teste de Pearson, p<0,0001).

Tabela XIII: Classificação dos doentes segundo as pontuações FACED e BSI

BSI	FACED			
	Luz	**moderado**	**Grave**	**Total**
Luz	14 (43,8%)	5 (104%)	3 (13,6%)	22 (21,6%)
Moderado	6 (18,8%)	14 (29,2%)	1 (4,5%)	21 (20,6%)

Grave	12 (37,5%)	29 (60,4%)	18 (81,8%)	59 (57,8%)
Total	32 (31,4%)	48 (47,1%)	22 (21,6%)	102 (100%)

1.4.2.4 Pontuação da gravidade e mortalidade

A pontuação BSI foi mais sensível do que a pontuação FACED na previsão da mortalidade com uma maior área sob a curva (AUC) (0,77 versus 0,67) e uma menor valor de p mais significativo (p<0,0001).

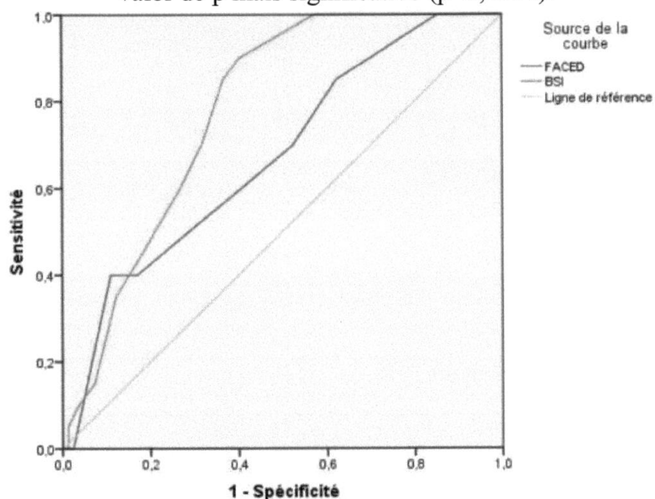

Figura 18: Curva ROC: Mortalidade de acordo com as pontuações FACED e BSI

1.4.2.5 Pontuação de gravidade e previsão de internamentos hospitalares

Os doentes hospitalizados uma vez durante os dois anos anteriores encontravam-se principalmente nos grupos grave e moderado para a pontuação BSI e FACED, respetivamente, com superioridade para a BSI, uma vez que inclui 24 doentes em comparação com 18 para a FACED. Se olharmos para os doentes hospitalizados mais do que uma vez nos dois anos anteriores, encontramos 34 doentes classificados como BSI grave contra 18 doentes com FACED moderada. (quadro XIV)

A pontuação BSI foi mais sensível do que a pontuação FACED na previsão de hospitalizações, com uma AUC mais elevada (0,95 versus 0,69) e um valor de p mais significativo (p<0,0001).

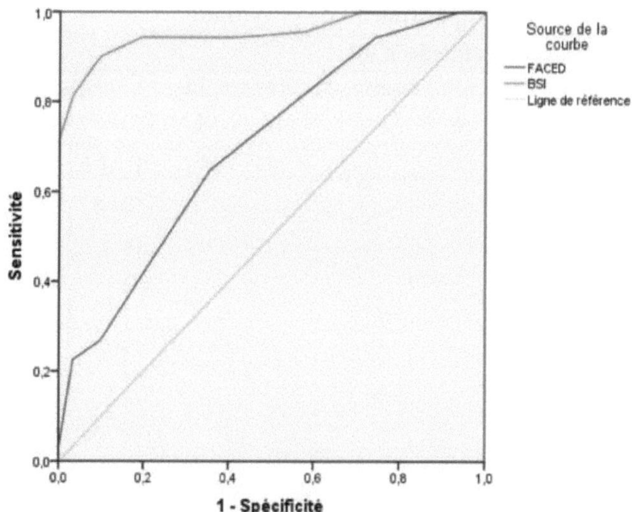

Figura 19: Curva ROC: Hospitalizações de acordo com as pontuações FACED e BSI

Quadro XIV: Repartição dos internamentos hospitalares por grau de gravidade

classificação de gravidade

	Hospitalização n=1			Hospitalização n >1		
	Luz	Moderado	Grave	Luz	Moderado	Grave
BSI	4	7	24	0	2	34
ENFRENTADO	10	18	7	6	18	12

1.4.2.6 Pontuação da gravidade e previsão de exacerbações

Os doentes que tinham tido 2 exacerbações no ano anterior encontravam-se principalmente nos grupos grave e moderado para as pontuações BSI e FACED, respetivamente (11 doentes versus 13, respetivamente). Foram observadas exacerbações mais frequentes, superiores a 2, nos doentes classificados como graves pela pontuação BSI (28) e no grupo moderado pela pontuação FACED (15). (Tabela XV).

A diferença entre as duas pontuações não foi significativa, com AUCs de 0,65 e 0,64 respetivamente para as pontuações FACED e BSI e um valor de p semelhante (p=0,02). Estes resultados mostram que as duas pontuações não são muito sensíveis na previsão de exacerbações, uma vez que as suas AUC correspondentes não excedem 0,7.

Quadro XV: Distribuição das exacerbações de acordo com a pontuação de gravidade

pontuação de gravidade

	Exacerbação n=2			**Exacerbação n >2**		
	Luz	Moderado	Grave	Luz	Moderado	Grave[1]
BSI	4	6	11	1	1	28
ENFRENTADO	5	13	3	8	15	7

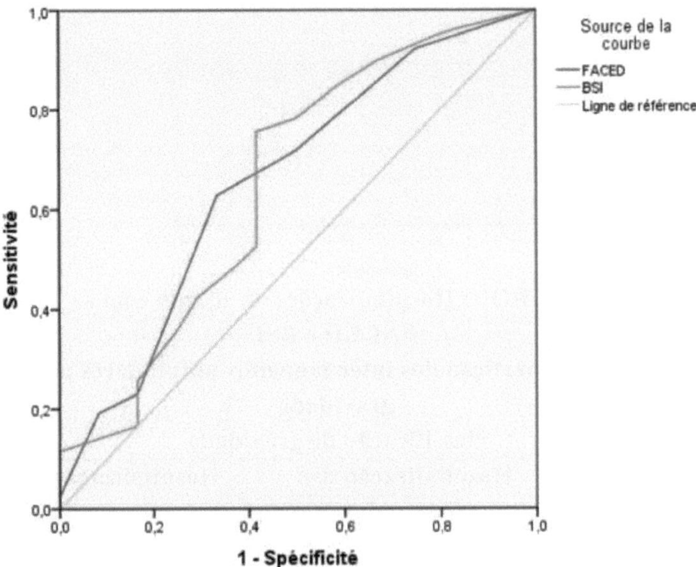

Figura 20: Curva ROC: exacerbações de acordo com FACED e BSI

1.4.2.7 Pontuação da gravidade e sobrevivência

A distribuição dos óbitos dentro dos grupos de risco mostrou o seu predomínio no grupo grave para o BSI, onde a maioria dos doentes faleceu (20 doentes) com apenas um doente pertencente ao grupo moderado, ao contrário do score FACED, onde a distribuição dos óbitos foi a seguinte: 3 no grupo ligeiro (10%), 10 no grupo moderado (21%) e 8 no grupo grave (36%). (Tabela XVI)

Tabela XVI: Número de mortes de acordo com a pontuação de gravidade

	Temas	**Mortes**
	N	**N%**
BSI		
Luz	22	00
Moderado	21	15
Grave	59	2034
ENFRENTADO		
Luz	32	310

Moderado	48	1021
Grave	22	836

Construímos as curvas de sobrevivência a dez anos de Kaplein e Meyer de acordo com as pontuações FACED e BSI. curvas diferiram de acordo com a pontuação de gravidade utilizada.

Para a pontuação BSI: A curva de sobrevivência mostrou uma mortalidade precoce significativa no grupo grave. A mortalidade nos grupos ligeiro e moderado não foi significativa, e a curva de sobrevivência neste caso foi horizontal.

Relativamente à pontuação FACED: a mortalidade é mais elevada nos grupos moderado e grave, com uma curva de sobrevivência rapidamente decrescente, particularmente no grupo grave.

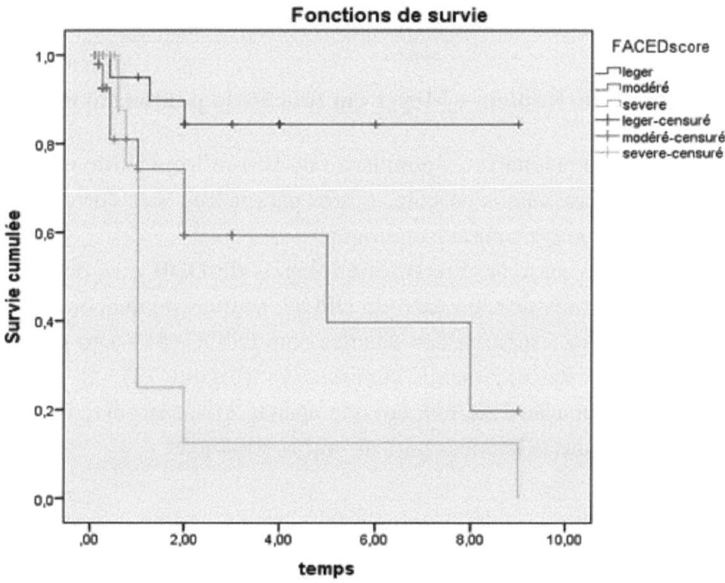

Figura 21: Curva de Kaplein e Meyer em função da pontuação FACED

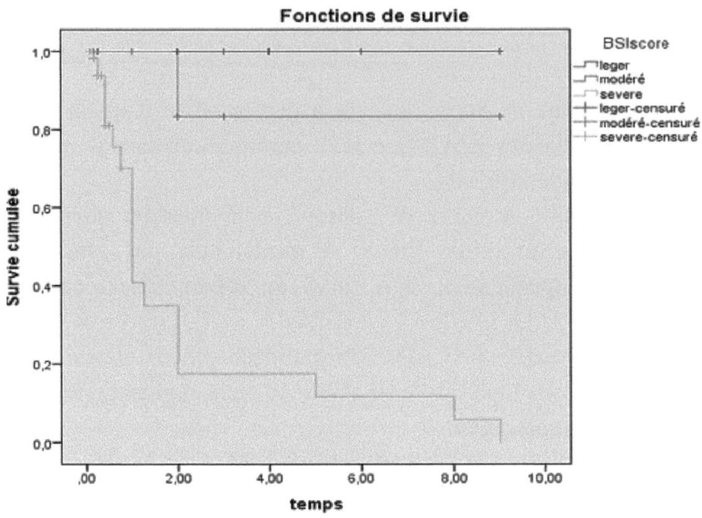

Figura 22: Curva de Kaplein e Meyer em função da pontuação BSI

De acordo com estes resultados, a pontuação do BSI reflecte muito melhor a realidade. Para o fazer, vamos procurar outros parâmetros y se correlacionem.

1.4.2.8 Pontuações de gravidade e etiologias

Estudámos a relação entre as diferentes etiologias de DDB e as pontuações de gravidade e verificámos que, no caso da DPOC, as duas pontuações divergiam. O score BSI classifica a maioria dos doentes com DPOC (81%) no grupo grave, com uma relação estatisticamente significativa (Figura 23). O mesmo não acontece com a pontuação FACED, em que apenas 21% são graves (Figura 24). Não foram encontradas diferenças para as outras etiologias.

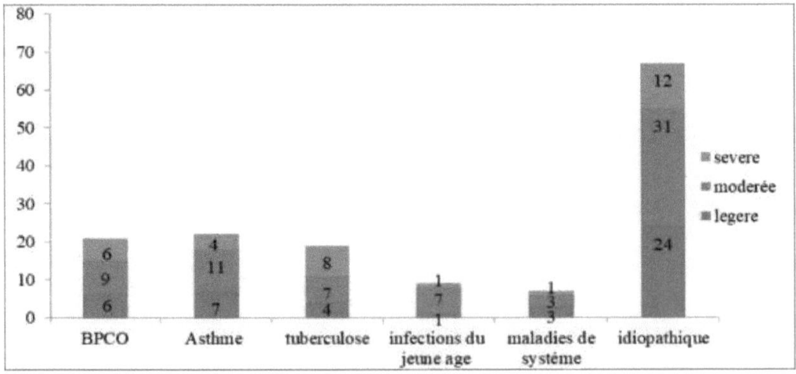

Figura 23: Distribuição das etiologias de DDB de acordo com a FACED

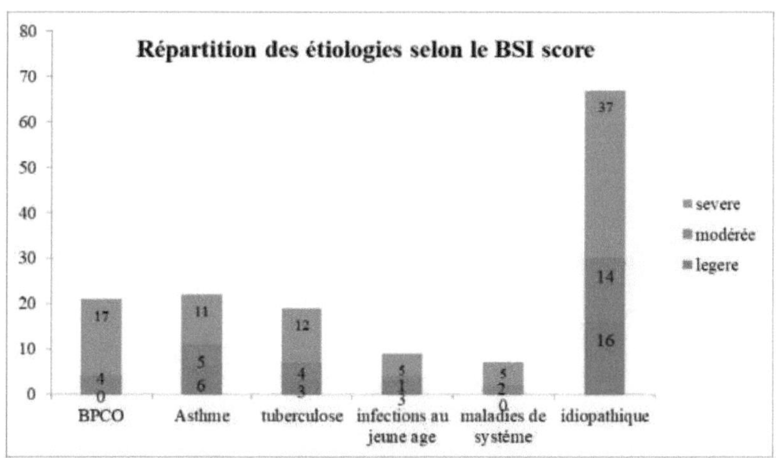

Figura 24: Distribuição das etiologias de acordo com a pontuação BSI

1.4.2.9 Pontuação da gravidade e danos radiológicos :

Procurámos uma possível relação entre o tipo de bronquiectasia, o número de lobos afectados, as adenopatias hilares e mediastínicas e o enfisema com as pontuações FACED e BSI. Os nossos resultados foram favoráveis a uma relação estatisticamente significativa entre uma associação de 2 ou mais tipos de DDB com as 2 pontuações. No entanto, esta relação diferiu consoante a pontuação utilizada.

De facto, se utilizássemos o FACED, teríamos 30 doentes classificados como de gravidade moderada, enquanto o BSI classifica mais doentes (37 casos) como graves (Figuras 25 e 26). A pontuação BSI reflecte assim melhor a gravidade radiológica.

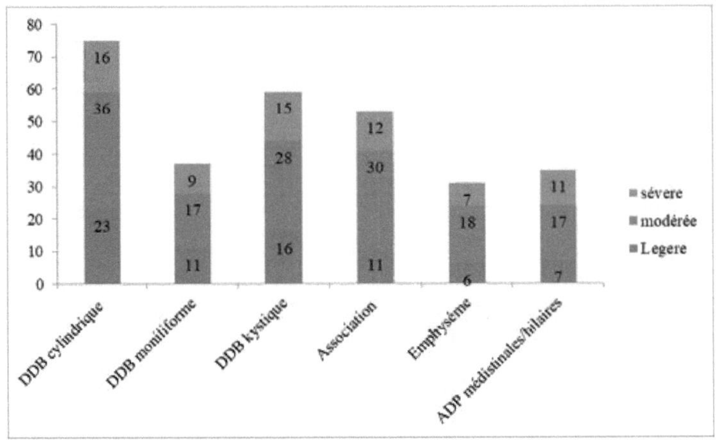

Figura 25: Distribuição das lesões radiológicas de acordo com a pontuação FACED

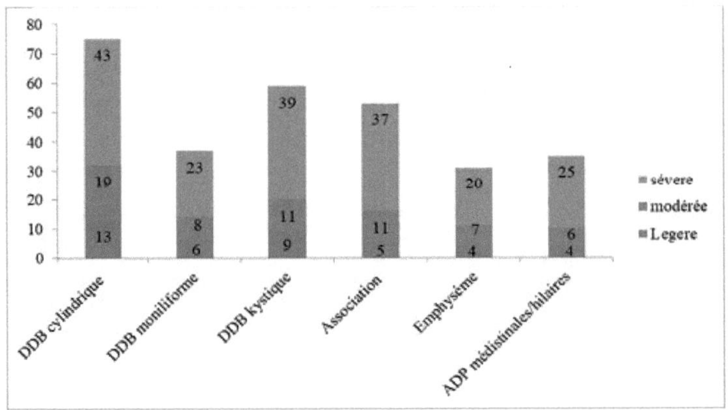

Figura 26: Distribuição das lesões radiológicas de acordo com a pontuação BSI

1.4.2.10 Pontuação de gravidade e FEV1

Houve uma relação estatística significativa entre o valor do VEF1 e os dois escores de gravidade ($p<0,001$).

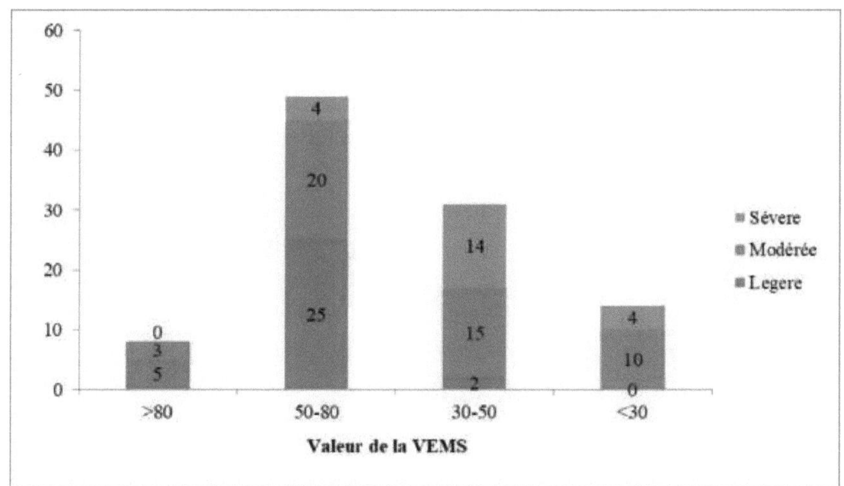

Figura 27: Distribuição dos doentes de acordo com a pontuação FACED e o FEV1

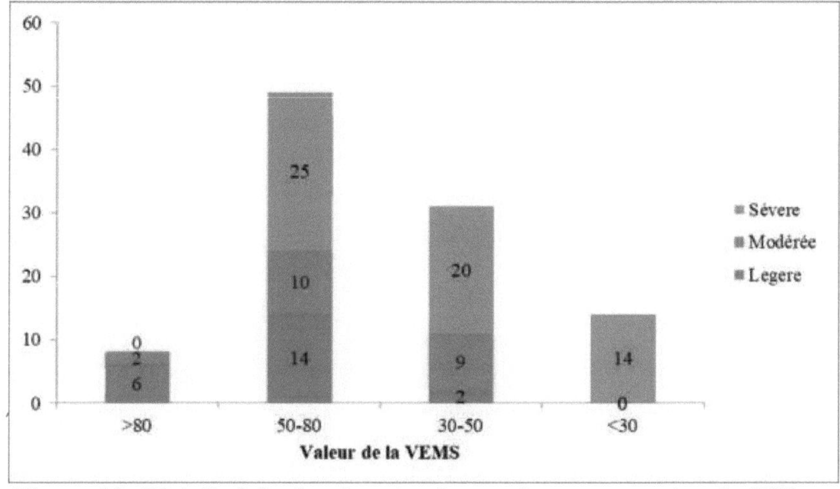

Figura 28: Distribuição dos doentes de acordo com a pontuação BSI e o FEV1

1 .4.2.11 Pontuação da gravidade e qualidade de vida

A qualidade de vida foi estimada com base no SGRQ. Calculámos os 3 componentes da pontuação: sintomas, atividade e impacto, de modo a obter o SGRQ total. Para o efeito, excluímos da nossa população os doentes falecidos para os quais o questionário não tinha sido preenchido. Ficámos assim com 82 doentes.

A mediana do SGRQ total variou de acordo com a pontuação de gravidade utilizada. Se considerarmos a pontuação BSI, mediana do SGRQ total foi igual a 67 e correspondeu ao grupo grave. Os outros grupos moderado e ligeiro apresentaram um SGRQ total de 50 e 47, respetivamente. Relativamente à pontuação FACED, a mediana do SGRQ foi praticamente a mesma nos grupos moderado e grave, com valores de 65 e 64, respetivamente, e mais baixa, cerca de 44, no grupo ligeiro (Figuras 29 e 30).

Não encontrámos uma relação estatisticamente significativa entre o SGRQ e as pontuações de gravidade, os valores de p foram iguais a 0,7 e 0,44 respetivamente para as pontuações BSI e FACED (teste exato de Fisher). Da mesma forma, não foi encontrada qualquer relação estatística entre as 3 partes do SGRQ (sintoma, atividade e impacto) e as pontuações BSI e FACED (Tabela XVII).

Por outro lado, verificou-se uma relação estatística significativa entre o SGRQ e a escala HAD, o número de exacerbações e de hospitalizações (Quadro XVIII).

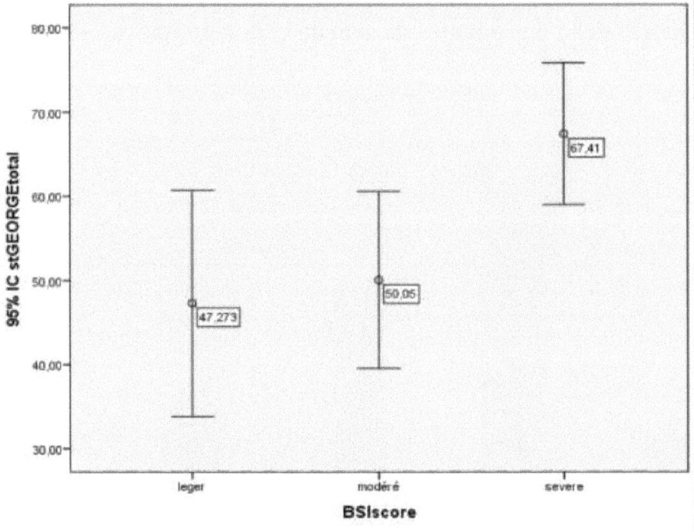

Figura 29SGRQ total em cada grupo de gravidade de acordo com a pontuação BSI

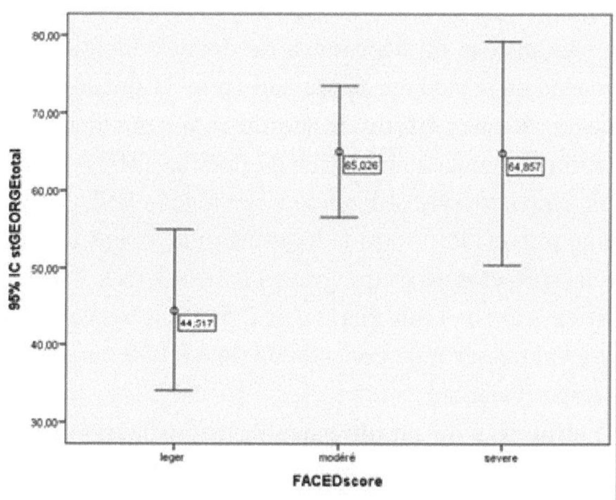

Figura 30: SGRQ total em cada grupo de gravidade de acordo com a pontuação FACED

Tabela XVII: Distribuição dos doentes de acordo com o SGRQ e as pontuações de gravidade escores de gravidade

Pontuação de gravidade		SGRQ sintomas	SGRQ atividade	SGRQ impacto	SGRQ total
FACED	Luz	42	48	41	44
	Moderado	65	64	65	65
	Grave	65	63	63	64
BSI	Luz	46	51	45	47
	Moderado	52	47	46	50
	Grave	65	68	68	67

Tabela XVIII: Estimativa da qualidade de vida de acordo com o SGRQ em função dos pontuações de gravidade

	Escala HAH	Número exacerbações/ano	Número internamentos hospitalares/ano	VELHO/VNI
SGRQ total	<0,001	<0.001	0,006	0,001

1.4.2.12 Pontuações de gravidade e estado psicológico :

Para avaliar o estado psicológico dos nossos doentes, a escala HAD, que avalia a ansiedade e a depressão. Uma pontuação total (ansiedade+depressão) superior a

15 ou um componente (ansiedade ou depressão) superior a 11 indica a presença de uma perturbação ansiosa ou depressiva no doente. Identificámos 45 doentes com uma perturbação de ansiedade-depressão entre 81 doentes, ou seja, 55,6%. A distribuição destes doentes diferiu de acordo com a pontuação de gravidade utilizada. Utilizando a pontuação FACED, 27 doentes (60%) foram classificados como moderados, enquanto que utilizando a pontuação BSI, 27 doentes foram classificados como graves. Por outro lado, utilizando a pontuação BSI, 27 doentes seriam classificados no grupo grave (Tabela XIX).

A relação estatística entre a escala HAD e as 2 pontuações de gravidade foi significativa, ***com*** valores de p de cerca de 0,004 e 0,039 para as pontuações FACED e BSI, respetivamente.

Quadro XIX: Estimativa do estado psicológico utilizando a escala HAD em função de de acordo com as pontuações de gravidade

Pontuação de gravidade		Escala HAD positiva
FACED	Luz	9
	Moderado	27
	Grave	9
BSI	Luz	8
	Moderado	10
	Grave	27

1.4.3 Estudo multivariado da mortalidade

A regressão logística binária foi utilizada para procurar factores de risco independentes para a mortalidade na nossa população. Encontrámos 8 factores: número de co-morbilidades, DRGE, asma associada, hipertensão, nível socioeconómico médio a alto, número de hospitalizações/2 anos, isolamento de Branhamella catarrhalis, não utilização de Bromexina.

Quadro XX: Factores de risco de mortalidade após estudo multivariado

Variáveis	A	RR (IC 95%)	valor de p
Género	-1,61	0,58	0,45
Idade	-0,054	0,28	0,59
Nível socioeconómico elevado	3,58	36,37	0.006
Nível socioeconómico médio	2,77	13,33	0,038
IMC	-0,67	0,000	0,62
HTA	2,6	3,6	0.3
Diabetes	-0,2	0,00	0,996
DPOC	-1,58	0,13	0,71

Asma	-4,011	3,032	0,082
Doença cardíaca isquémica	-1,05	0,01	0,998
DRGE	-4,71	0.012	0.005
Número de co-morbilidades	1,14	6,13	0.001
CCI	0,44	0,29	0,59
Abundância de hemoptise	12-13	1,14	0,77
Recorrência de hemoptise	0,14	1,5	0,88
Branhamella Catarrhalis	1,44	1,39	0,24
Internamentos hospitalares/2 anos	-1,72	1,33	0,25
Intervalo entre hospitalizações	4,75	3,15	0,043
Exacerbações/1 ano	-0,46	0,13	0,71
Bromexina (não utilizado)	1,06	2,89	0,27

CAPÍTULO III

Resultados

1. Epidemiologia

1.1 Incidência

Dependendo do país

A DDB é um importante problema de saúde pública na Tunísia e em todo o mundo, sendo responsável por custos de saúde consideráveis. Durante muito tempo, esta doença foi subdiagnosticada, até ao aparecimento do scanner torácico multibanda, que desempenhou um papel importante no seu diagnóstico.

Na Europa, o número de admissões hospitalares por DDB está a aumentar acentuadamente, com uma média de 2,9% por ano na Alemanha entre 2005 e 2011 (18). Em Espanha, estima-se que a prevalência de DDB varie entre 42 e 566/100.000 habitantes(14).

No Reino Unido, a prevalência de DDB nas mulheres aumentou de 350,5 por 100.000 habitantes em 2004 para 566,1 por 100.000 habitantes em 2013, e nos homens de 301,2 por 100.000 habitantes em 2004 para 485,5 por 100.000 habitantes em 2013 (2).

Nos Estados Unidos, Seitz et al (2012) registaram um aumento da prevalência anual para 8,7% (19).

Na Coreia do Sul (20), a incidência de DDB está estimada em 464/100.000 habitantes. Por conseguinte, considera-se que a DDB não é invulgar, especialmente porque o custo anual dos cuidados prestados a estes doentes é de 218 euros.

Na Tunísia, apesar dos estudos recentes sobre esta patologia, nenhum deles estimou a prevalência real da DDB. O que se sabe é que é uma causa frequente de hospitalização em pneumologia.

O nosso estudo envolveu 110 casos de DDB difuso acompanhados no Serviço de Pneumologia do Hospital Hédi Chaker em Sfax.

Por género

O envolvimento masculino foi predominante no nosso estudo, ao contrário do que é referido na literatura. Na Europa, uma meta-análise (10) de 7 coortes europeias (Escócia, Irlanda, Itália, Bélgica, Grécia, Inglaterra, Sérvia) mostrou uma predominância do sexo feminino em todas as coortes. Do mesmo modo, nos Estados Unidos (EUA), o American Bronchial Dilatation Research Registry (21) contou 1826 casos de dilatação brônquica recolhidos entre 2008 e 2014, 76% dos quais eram do sexo feminino. Um viés de seleção pode explicar esta diferença, uma vez que estávamos particularmente interessados na DDB difusa, o que pode influenciar os resultados.

Quadro XXI: Repartição das séries por género

	Período de estudo	Homens(%)	Mulheres(%)
O nosso estudo	2009-2019	58	42
Escócia	2011-2015	39,3	60,7
Irlanda	2008-2015	32 ,9	67,1
Itália	2011-2015	41,2	58,8
Bélgica	2006-2012	49	51
Grécia	2010-2015	36	64
Angletaire	2009-2013	40,5	59,5
Sérvia	2010-2015	29,2	70,8
EUA	2008-2014	24	76

De acordo com a idade

O sistema imunitário é menos eficaz nas crianças pequenas e nos idosos, o que leva a um aumento da incidência de infecções nestes dois grupos(22). A DDB tem sido mais frequentemente descrita como tendo início na infância, particularmente nos primeiros cinco anos de vida, com uma tendência para melhorar significativamente no final da adolescência e depois um agravamento dos sintomas por volta dos 50 a 60 anos de idade(23,24). Atualmente, esta condição é descrita com mais frequência em idosos (22).

Na Europa, a idade média dos doentes com DDB varia entre 59 e 66 anos, de acordo com uma meta-análise de 7 coortes europeias (10).

Nos Estados Unidos, o American Registry of Bronchial Dilatation Research revelou uma idade média de 64±14 anos. O grupo etário predominante situava-se entre os 50 e os 79 anos (21).

No nosso estudo, a idade média era de 60 anos, com extremos que variavam entre os 16 e os 90 anos, e um pico na faixa etária acima dos 70 anos.

Quadro XXII: Idade média dos doentes por série

série	Período de estudo	Idade média
O nosso estudo	2009-2019	60
Escócia	2011-2015	65,3
Irlanda	2008-2015	60,5
Itália	2011-2015	65,1
Bélgica	2006-2012	66,4
Grécia	2010-2015	59,3
Inglaterra	2009-2013	59,1
Sérvia	2010-2015	62
EUA	2008-2014	64

1.2 Estudo clínico

1.2.1 Hábitos (fumar)

A exposição ativa e passiva ao fumo do tabaco é bem conhecida como um importante fator de risco para as doenças respiratórias crónicas.

Na Europa, uma meta-análise envolveu 7 coortes europeias prospectivas: Monza, Itália; Dundee e New Castle, Reino Unido; Louvain, Bélgica; Barcelona, Espanha; Atenas, Grécia; Galway, Irlanda. Foram estudados 1258 casos de DDB, 36% dos quais tinham uma história de tabagismo (25).

Na Turquia, Onen et al realizaram um estudo prospetivo em 98 casos de DDB (12) . Este estudo mostrou que 24,5% dos doentes eram fumadores, com uma média de 8,69±18,11 PA.

Nos Estados Unidos, a percentagem de fumadores foi estimada em 40% (21).

No nosso estudo, o tabagismo foi mais frequente do que na literatura, com 45% e uma média de 26 AF. Este facto pode ser explicado pela taxa de tabagismo cada vez mais elevada. Apenas 24 pessoas deixaram de fumar.

1.2.2 História pessoal

No Reino Unido, Jennifer et al estudaram 18793 casos de DDB entre 2004 e 2013. Ela mostrou que 63,4% dos pacientes com DDB tinham pelo menos uma doença concomitante. A asma foi a condição mais comum (42,5%), seguida pela DPOC (36,1%) (2).

Na Turquia, 53% dos doentes tinham pelo menos uma comorbilidade, incluindo doenças cardiovasculares (19,4%), hipertensão (21,4%) e diabetes (5,1%).

Na Europa, Sara et al verificaram que a DPOC associada à DDB ocorreu em 15% dos casos, enquanto a asma foi menos frequente (3, 25).

No nosso estudo, a história médica pessoal foi comum, representando 84% dos casos. A DRGE foi a mais frequente (29%). Outros antecedentes foram referidos nomeadamente hipertensão arterial (27%), asma (20%), DPOC (19%), diabetes (17%) e, finalmente, antecedentes cardiovasculares (doença coronária e perturbações do ritmo ou da condução) em 15% dos casos.

De facto, a doença do refluxo gastro-resofágico (DRGE) não é rara na doença respiratória crónica. Na Austrália, a prevalência da DRGE sintomática e não sintomática foi estimada por Lee et al entre 26 e 75%, com uma incidência significativa de microaspiração de líquido gástrico para a árvore traqueobrônquica (26).

Com base nas várias comorbilidades, foi estabelecido o score de Charlson. Treze doentes tiveram um ICC negativo, tendo a maioria dos doentes uma pontuação entre 1 e 4 (66%).

1.2.3 Motivo da consulta

Nos Estados Unidos, o registo americano de investigação sobre a DDB (21) descreveu os principais sintomas relatados pelos doentes: tosse (73%), que é produtiva em 53% dos casos, dispneia (64%) e fadiga (50%).

Na Europa, uma meta-análise mostrou que 75% dos doentes tinham tosse crónica, 62% broncorreia matinal e 15% hemoptise (25).

Estes resultados diferem dos nossos devido à variabilidade dos sintomas durante o curso da DDB. Na nossa população, a dispneia de esforço foi predominante (99%). A tosse crónica produtiva também foi frequente (82%), assim como a broncorreia matinal (46%), a dor torácica (31%), as infecções respiratórias inferiores (26%) e a hemoptise (25%). Esta diferença pode ser explicada por alterações epidemiológicas e etiológicas consoante origem geográfica dos doentes em todo o mundo (27).

1.3 Estudo paraclínico

1.3.1 Imagiologia torácica: Contribuição dos exames de TC torácica multibares

A TC torácica multibanda é atualmente o padrão GOLD para o diagnóstico de DDB. Também desempenha um papel importante na determinação da gravidade da doença, uma vez que faz parte das pontuações FACED e BSI.

1.3.1.1 Número de lóbulos afectados

No nosso estudo, estávamos particularmente interessados no DDB difuso, principalmente por razões epidemiológicas, uma vez que este é o tipo mais comum de DDB no mundo e no nosso país. De facto, num estudo multicêntrico, Lynch et al verificaram que o DDB localizado representava apenas 5% da população (28). Os resultados não foram diferentes nos Estados Unidos, onde apenas 11% dos doentes apresentavam DDB localizado (21). Da mesma forma, uma meta-análise espanhola (8) mostrou uma média de 2,52±1,2 lobos afectados.

Em segundo lugar, o nosso interesse no DDB, particularmente no DDB difuso, justifica-se pelo facto de parecer ser mais grave de acordo com a literatura (23).

1.3.1.2 Tipos de DDB

No entanto, a identificação dos três tipos de DDB (cilíndrico, moniliforme, quístico) tem pouco interesse clínico e não ajuda a orientar a investigação etiológica. Por outro lado, a bronquiectasia cística está associada a um pior prognóstico em termos de declínio funcional, purulência da expetoração e crescimento de Pseudomonas Aeruginosa (28).

Em nosso estudo, predominou o DDB cilíndrico (75%), seguido das formas císticas (56%). Loubeyre et al (29) demonstraram, num estudo retrospetivo realizado em França, que 45% dos doentes apresentavam enfisema associado a lesões de DDB, salientando a relação entre o enfisema e a extensão e gravidade radiológica do DDB. No nosso estudo, o enfisema foi frequente, afectando

30,4% dos doentes, o que poderá dever-se, por um lado, à extensão radiológica, uma vez que nos interessava o DDB difuso e, por outro, à prevalência não negligenciável de DPOC associada (15%).

1.3.2 Exame citobacteriológico do esputo (SCC)

A infeção respiratória representa um ponto de viragem evolutivo no curso da DDB, daí o interesse em identificar microrganismos na expetoração do doente, tanto durante as exacerbações como no estado estável, a fim de procurar uma provável colonização (30).

Pseudomonas Aeruginosa e Haemophilus influenzae (HI) são as duas bactérias mais frequentemente isoladas em todo o mundo, embora as proporções variem entre países e populações (27). Uma meta-análise efectuada por Finchk et al (31) em 2015 de 3683 doentes com DDB mostrou que 21,4% dos doentes estavam colonizados por piocianinas e que a mortalidade, a frequência de hospitalização e as exacerbações eram três vezes mais elevadas nestes doentes do que nos indivíduos não colonizados. Mais recentemente, em 2019, foi realizado um estudo prospetivo por Amorim et al (30), que mostrou que a colonização por HI e Pseudomonas Aeruginosa era frequente em Portugal, atingindo 32,3% e 30,1%, respetivamente.

Os nossos resultados diferem dos relatados na literatura. A colonização por Pseudomonas Aeruginosa foi identificada apenas 4 doentes (3,6%). Por outro lado, a história de super-infeção pelo mesmo germe, sem que se pudesse definir colonização, representou 17,3% da nossa população. Estes resultados podem ser explicados pelo facto de, na maioria dos casos, e particularmente nos doentes estáveis, não ser prática comum solicitar um ECBC.

1.3.3 Investigação funcional respiratória

Deve ser efectuada num estado estável, fora dos surtos infecciosos. Os doentes com bronquiectasias não têm um perfil funcional específico. As anomalias observadas reflectem a extensão das lesões, a sua gravidade e as doenças respiratórias associadas.

De acordo com as recomendações espanholas de 2018 (14), observa-se uma síndrome obstrutiva na maioria dos doentes, particularmente em indivíduos fumadores e/ou com DPOC. A associação com uma síndrome restritiva é frequente, geralmente devido à presença de territórios atelectásicos ou não ventilados devido a secreções obstrutivas, o que pode ser observado durante a tuberculose pulmonar e nas formas fibrosantes destrutivas.

A medição do FEV1 é essencial para o cálculo dos valores de gravidade. Uma meta-análise (25) mostrou uma mediana de VEF1 de 73%. Um estudo prospetivo no Brasil (32) mostrou um valor médio de FEV1 de 48±14,8%.

Na Tunísia, não temos outros estudos que avaliem o perfil funcional de pacientes com DDB. Os nossos resultados não diferem dos da literatura, uma vez que os distúrbios ventilatórios obstrutivos predominam em 44,5% dos casos e os distúrbios restritivos, em menor grau, em 27,3%. O valor médio do VEF1 em nossa população foi de 52%.

2. Mortalidade

Até à data, dispomos de estudos suficientes sobre a mortalidade durante a DDB. Esta condição, que costumava ser considerada inofensiva, já não o é, uma vez que estudos recentes têm demonstrado o seu impacto na sobrevivência e na qualidade de vida dos doentes.

Loebinger et al (5) conseguiram seguir doentes com DDB durante um período de 14 anos num estudo de validação do SGRQ em DDB. Os autores puderam descrever em pormenor o impacto da DDB na mortalidade: 29,7% dos doentes morreram durante o seguimento, um valor que era o dobro do esperado com base na esperança de vida dos indivíduos no Reino Unido. A causa de morte foi respiratória em 70,4% dos casos.

Outros estudos mostraram uma mortalidade significativa associada à DDB, nomeadamente na Turquia (16,3%) com uma sobrevivência média estimada de 44,06±1,6 meses (12). Na Bélgica (33), um estudo mostrou uma prevalência de DDB de 539 casos entre 20998 doentes consultados por doença respiratória, ou seja, 2,6%. A mortalidade foi elevada, com 10,6%.

Na Alemanha, por outro lado, a mortalidade permaneceu estável entre 2005 e 2011, estimada em 0,003/100.000 habitantes, o que é um valor baixo (18).

Na Coreia do Sul, estima-se que 2,9% dos doentes com DDB morrem no hospital e que 1,4% morrem especificamente de DDB (20).

Na Tunísia, não encontrámos quaisquer estudos que pudessem utilizados para avaliar a mortalidade associada ao DDB. Os nossos resultados são semelhantes aos da literatura, com uma elevada taxa de mortalidade de cerca de 19,1%. Os factores de risco para a mortalidade foram estudados e serão detalhados mais adiante.

Quadro XXIII: Mortalidade por série

série	Reino Unido Uni	Turquia	Bélgica	Coreia do Sul sul	O nosso estudo
Período de estudo	1994	2000-2005	2006-2009	2012-2017	2018-2019
Número de casos	111	98	539	1, 400,000	110
Mortalidade (%)	29,7	16,3	10,6	2,9	19.1

3. Factores de prognóstico

Vários factores podem influenciar a gravidade da DDB. Estes incluem factores epidemiológicos como a idade, o sexo, co-morbilidades, factores clínicos, função pulmonar, anomalias radiológicas, genética, microbiologia e inflamação sistémica. Todos estes factores foram bem estudados numa revisão da literatura (34) e estão resumidos no quadro XXIV.

Tabela XXIV: Factores que influenciam o prognóstico dos DDB na literatura

Parâmetros clínicos	Bom prognóstico ou DDB ligeiro	Mau prognóstico ou DDB grave
Bacteriologia	Sem germes Sem colonização por HI	**Pseudomonas Aeruginosa** Staphylococci Aureus Methy R Enterobacteriaceae Gram-negativa Carga bacteriana elevada
Radiologia	< 3 lóbulos DDBs cilíndricos	**> 3 lóbulos** **Cístico DDB** **Espessamento da parede dos brônquios** **Infusão em mosaico** **Enfisema** Tampões mucosos
Função Respiratório	EFR normal	**Distúrbio ventilatório obstrutivo** Distúrbio ventilatório restritivo Elevado VR/CPT DLCO baixo
Dispneia de esforço	Sem dispneia de esforço	**Dispneia estádio 4/5 MRC**
Sintomas	Volume de expetoração < 5 ml/d Catarro mucoso ou mucopurulento Tosse ocasional ou tosse durante as exacerbações	Volume de expetoração >25 ml/d **Expetoração purulenta estável** Tosse persistente
Etiologia	Sem co-morbilidades	**DPOC associada** Relações Públicas Associadas
Exacerbações	<3/ano	>3/ano **Exacerbações graves que requerem hospitalização**

3.1 Dados epidemiológicos

3.1.1 Idade e género

Loebinger et al (5) estudaram os factores de risco de mortalidade associados à DDB durante um período de 13 anos. Verificaram que 29,7% dos doentes morreram, enquanto a percentagem normal de mortes estimada pelo instituto nacional de estatística é de 14,7% nos homens e 8,9% nas mulheres da mesma idade. A idade média dos doentes que morreram de DDB era de 60 anos. Um estudo multivariado concluiu que a idade e o sexo masculino são factores de risco independentes para a mortalidade.

Na Alemanha, Felix et al (18) estudaram a frequência de hospitalização relacionada DDB. Segundo os autores, o valor mais elevado foi de 39,4 hospitalizações/100.000 habitantes entre homens com idades compreendidas entre os 75 e os 84 anos. As estatísticas alemãs também mostraram que houve 164 mortes relatadas devido à DDB, incluindo 93 homens e 71 mulheres. Dos doentes que morreram, 131 (80%) tinham idade superior a 65 anos e 80 (49%) tinham idade superior a 70 anos.

Do mesmo modo, na Turquia, Onen et al (12) mostraram que a idade média dos doentes que morreram era significativamente mais elevada do que a dos sobreviventes: 72 anos contra 59,7 anos. Os resultados do estudo multivariado confirmaram que a idade é um fator de risco independente para a mortalidade, mas o mesmo não aconteceu sexo.

O nosso estudo é consistente com a literatura, sendo que a idade média foi estatisticamente superior nos doentes que faleceram. A mortalidade aumentou com a idade, mas após análise multivariada, a idade não foi um fator de risco independente para a mortalidade. A distribuição dos óbitos por sexo mostrou um predomínio não significativo do sexo masculino. O estudo multivariado concluiu que o sexo não foi um fator de risco para a mortalidade.

3.1.2 Co-morbilidades

Tal como acontece com a DPOC, a DDB pode estar associada a uma ou mais co-morbilidades que afectam o prognóstico da doença. É por esta razão que as equipas têm estado interessadas em estudar esta relação. Melissa et al (35) demonstraram que o número e a natureza das comorbilidades são factores de risco para a mortalidade em doentes seguidos por DDB. A mortalidade aumentou 17% com a adição uma comorbilidade. Foi identificado um total de 81 comorbilidades, 13 das quais foram consideradas potencialmente associadas a um aumento da mortalidade e foram subsequentemente incluídas numa pontuação BACI (Bronchiectasis Aetiology Comorbidity Index). Estas comorbilidades incluíam as consideradas como estando significativamente associadas à mortalidade, como a DPOC, o cancro metastático, as doenças do tecido conjuntivo, a asma e as doenças inflamatórias crónicas do aparelho digestivo. Os homens apresentavam significativamente mais comorbilidades do que as mulheres, com uma mediana de 4 comorbilidades.

DPOC

A associação entre a DPOC e a DDB tornou-se um tema de debate atual e foi identificada como um fenótipo particular associado à suscetibilidade à colonização das vias aéreas, ao aumento dos sintomas respiratórios com prejuízo da qualidade de vida e a exacerbações frequentes (36, 37).

Co-morbilidades cardiovasculares

Na nossa população, as co-morbilidades tendem a ser cardiovasculares, nomeadamente a diabetes, a hipertensão e a cardiopatia isquémica. A coexistência de patologias cardíacas dificulta ainda mais a gestão dos doentes, nomeadamente nos períodos de exacerbação em que ambas as patologias podem estar envolvidas. Além disso, a combinação de vários factores de risco cardiovascular, incluindo a diabetes, aumenta o risco de descompensação cardíaca.

Doença do refluxo gastro-resofágico

A doença do refluxo gastro-resofágico (DRGE) é comum na nossa população e representa fator de risco independente para a mortalidade, de acordo com o estudo multivariado. Estes resultados são consistentes com a literatura, tal como demonstrado por Mandal et al (38), a DRGE é um fator independente no risco de exacerbação e gravidade da DDB. Além disso, um estudo de McDonnell et al (39) mostrou que a DRGE está presente em 26-75% dos casos em pacientes com DMO. Estes doentes apresentam DDB mais grave. No entanto, o efeito do tratamento da DRGE no prognóstico da DMO ainda não foi estabelecido.

A pontuação de Charlson é considerada uma das pontuações de comorbilidade mais conhecidas e mais amplamente utilizadas para as doenças crónicas, citada em mais de 9 500 publicações. Seitz et al (19) demonstraram claramente no seu estudo prospetivo de 2010 que a pontuação de Charlson é um indicador de custos elevados dos cuidados de saúde nos Estados Unidos. Os autores salientaram que o ICC pode ser útil para identificar os doentes que terão um custo elevado dos cuidados de saúde.

Os nossos resultados são consistentes com os da literatura, com uma relação estatisticamente significativa entre mortalidade e CCI estudo bivariado ($p=0,004$), mas esta relação não foi significativa no estudo multivariado ($p=0,54$).

É também interessante avaliar o número de comorbilidades. No nosso estudo, encontrámos uma relação estatística significativa com a mortalidade após o estudo multivariado ($p= 0,001$). Assim, o número de comorbilidades é um fator de risco independente para a mortalidade, qualquer que seja a comorbilidade.

3.2 Caraterísticas clínicas

A DDB é uma doença debilitante, com sintomas clínicos respiratórios frequentes que podem ser resistentes ao tratamento farmacológico. Vários estudos têm identificar os sintomas respiratórios associados ao aumento da gravidade da doença, salientando a importância da avaliação da qualidade de vida nestes doentes. Entre os sinais clínicos, a dispneia de esforço e o volume de expetoração têm sido descritos em várias publicações.

Como demonstrado por Martinez-García et al (6) num estudo prospetivo 86 doentes, a dispneia de esforço e o volume de expetoração (em mililitros) estão significativamente correlacionados com o SGRQ (estudo multivariado).

M.P Murray et al (40) estudaram a relação entre a cor da expetoração e a gravidade da doença. De acordo com os autores, a colonização bacteriana ocorre em 5% da expetoração mucosa, 43,5% da expetoração mucopurulenta e 86,4% da expetoração purulenta num estado estável. Após análise multivariada, conseguiram demonstrar que a expetoração purulenta estava associada a vários factores independentes, incluindo colonização bacteriana, DDB quística, FEV1 <80% e uma idade de início da doença antes dos 45 anos.

O nosso estudo não revelou qualquer relação entre sintomas clínicos e mortalidade, mesmo após análise multivariada.

3.3 Achados radiológicos

Não existe um score radiológico específico para a DDB não-mucoviscidose. Existem, no entanto, muitos outros escores para fibrose cística que têm sido usados há muito tempo para a fibrose não cística. Entre estas pontuações, a pontuação de Reiff modificada (41) é utilizada estudar a gravidade da dilatação (1=cilíndrica; 2=moniliforme; 3=quística) o número de lóbulos afectados. Este score é simples e correlaciona-se com a gravidade da doença, nomeadamente com a colonização por Pseudomonas Aeruginosa.

No entanto, a sua principal limitação continua a ser a simplicidade deste score, tal como demonstrado por Loubeyre et al (29), que o prognóstico da doença depende de outros factores radiológicos: a espessura da parede brônquica, os tampões mucosos, a perfusão em mosaico e o enfisema pulmonar.

Foram utilizadas outras pontuações, como a pontuação de Bhalla (42), que tem em conta a presença de bolhas, atelectasias, etc. Esta pontuação foi posteriormente validada para DDB sem mucoviscidose e correlacionou-se bem com o prognóstico da doença. Esta pontuação foi subsequentemente validada para DDB sem mucoviscidose e correlacionou-se bem com o prognóstico da doença. As pontuações de Brody e Robinson ainda não foram validadas em DDB com fibrose não cística.

No nosso estudo, não utilizámos estas pontuações radiológicas, pois estávamos interessados pontuações FACED e BSI, que avaliam, entre outros, factores radiológicos, nomeadamente o número de lóbulos para as duas pontuações e o tipo de bronquiectasia (cística) para o BSI.

Não foi encontrada qualquer relação estatística entre a gravidade da doença e as caraterísticas radiológicas.

3.4 Elementos microbiológicos

A colonização com Pseudomonas Aeruginosa está associada a uma DPOC mais grave, a um maior declínio do FEV1 e a uma maior mortalidade (31, 43). Vários estudos sublinham a importância de realizar um ECBC no estado estável para procurar piocianinas com o objetivo de as erradicar (44). O impacto deste germe na qualidade de vida também foi demonstrado por Wilson et al (45).

No nosso trabalho, ao contrário da literatura, não foi encontrada correlação entre mortalidade e colonização por piocianina. O reduzido número de doentes colonizados na nossa população poderá influenciar os nossos resultados. Por outro lado, embora isolada em apenas 5 doentes, a superinfeção por Moraxella catarrhalis foi um fator de risco independente para a mortalidade após estudo multivariado.

3.5 Etiologias

A DDB é uma doença heterogénea, mas o seu aparecimento pressupõe uma combinação de factores ambientais, especialmente infecciosos, e de antecedentes predisponentes. A variabilidade entre os diferentes continentes tem sido amplamente incriminada, como ilustrado na figura (27).

Na literatura, com base numa meta-análise chinesa realizada por YOUNG-HUA et al (46) e num estudo multicêntrico espanhol (47), estimou-se que as causas infecciosas, incluindo a tuberculose e as infecções em idade precoce, são as mais comuns (30%), enquanto a DL associada a doenças respiratórias crónicas é encontrada em 6,3% a 13,7% dos casos. A tuberculose pulmonar é responsável por 18,6% das etiologias em Espanha.

Nas doenças respiratórias crónicas, a associação de DPOC e DDB não é rara, representando 3,9% a 7,8%. Além disso, esta associação tem sido considerada um fenótipo distinto, associado a exacerbações frequentes, a um quadro clínico bastante rico e a um mau prognóstico. Entre os pacientes com DPOC grave, um DDB associado é encontrado em 30 a 50% dos casos, e a prevalência de DDB aumenta com a gravidade da DPOC. Na asma, a associação é menos frequente (1,4 a 5,4%). Entre os asmáticos graves ou não controlados, estima-se que 20 a 30% tenham DDB associado. A relação causal é ainda desconhecida. Nestes doentes, o diagnóstico de ABPA deve ser excluído.

Outras etiologias incluem a imunodeficiência, que representa 59,4%, e, em menor grau, as doenças sistémicas (1,4-3,8%), em que a artrite reumatoide é, desde há muito, considerada responsável por um mau prognóstico, justificando um acompanhamento rigoroso durante os exames médicos, de acordo com as recomendações da BTS (48).

Quando todas as investigações etiológicas são negativas, a SBD é idiopática, sendo responsável por 24,2-44,8% dos casos.

Na Tunísia, não foi efectuado qualquer estudo sobre a relação entre a mortalidade e as etiologias do DDB. Os nossos resultados não são muito diferentes dos da literatura. De facto, o DDB idiopático representa uma grande proporção em 65% dos casos. As etiologias que encontrámos caracterizam-se pela sua variabilidade, mas nenhuma foi correlacionada com a mortalidade. Por outro lado, a DPOC está associada a DDB mais grave de acordo com a pontuação BSI, o que não acontece se for utilizada a pontuação FACED.

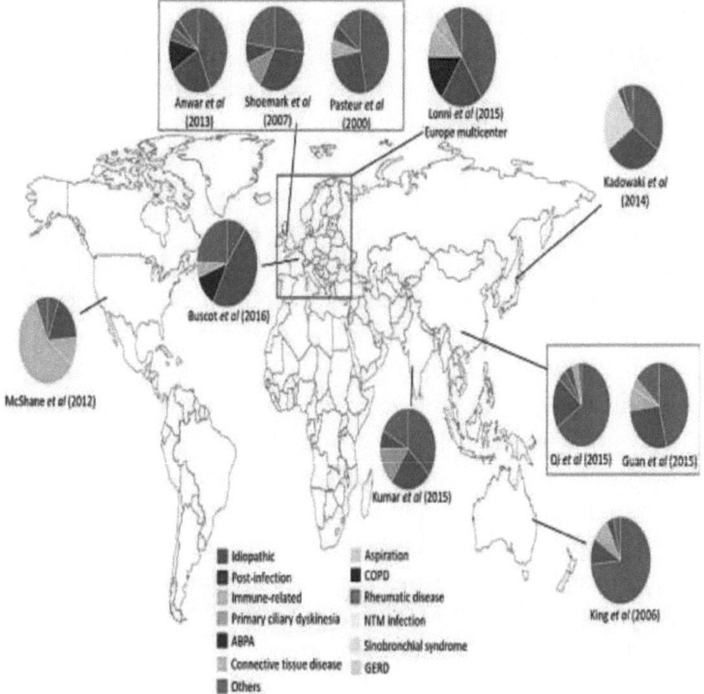

Chandrasekaran R et al Geographic variation in the aetiology, epidemiology and microbiology of bronchiectasis (Variação geográfica na etiologia, epidemiologia e microbiologia da bronquiectasia). BMC Pulm Med. Dez 2018

Figura 31: Etiologias de DDB a nível mundial por origem geográfica e étnica

4. Pontuação de gravidade: pontuação BSI ou FACED?

Até à data, foram validadas duas classificações de gravidade para a DDB não mucoviscidose: o FACED e o BSI . Ambos têm vantagens e desvantagens. A pontuação FACED é mais fácil de calcular e interpretar porque contém 5 variáveis dicotómicas. Por outro lado, a pontuação BSI é relativamente complexa, envolvendo 9 variáveis não dicotómicas com valores precisos para cada uma.

Ambos classificam os doentes em 3 categorias de acordo com o grau de gravidade da doença, com uma boa previsão da mortalidade, mas de formas diferentes. O FACED foi desenvolvido para prever a mortalidade a 5 anos, enquanto o BSI foi desenvolvido não só para estimar a mortalidade, mas também para prever as exacerbações, nomeadamente as que requerem hospitalização, e para estimar a qualidade de vida.

Foram efectuados vários estudos para comparar as duas pontuações em diferentes populações. Nenhum estudo foi efectuado na Tunísia, apesar do aumento da prevalência da doença e das despesas de saúde, nomeadamente durante a hospitalização.

Numa meta-análise que envolveu 7 coortes europeias em 2016, Mac Donnel et al (10) compararam as 2 pontuações em 1612 doentes. De acordo com os autores, as duas pontuações prevêem a mortalidade, mas o BSI é claramente superior na previsão de exacerbações, qualidade de vida, sintomas respiratórios, exercício físico e declínio da função pulmonar.

Um segundo estudo foi também efectuado em 2016 por Ellis et al (11) durante 19 anos de seguimento e estudou a previsão da mortalidade a longo prazo. Aos 5 anos, as duas pontuações forneceram uma boa previsão da mortalidade. Aos 15 anos, ambas as pontuações também previam a mortalidade, mas a pontuação FACED tinha um melhor valor preditivo do que o BSI. O ponto fraco deste estudo foi a pequena dimensão da amostra (91 doentes).

Em 2017, um estudo de J.C Costa et al (49) comparou as duas pontuações. De acordo com os autores, o BSI tende a classificar os doentes principalmente no grupo grave e explicaram estes resultados pelo maior número de variáveis no BSI em comparação com o FACED. Os pontos fracos deste estudo são: o tamanho limitado da amostra (40 doentes) e o facto de não ter havido mortes durante o estudo, impedindo os autores de estudar a mortalidade.

Edmundo et al (50) efectuaram um estudo em 2017 com uma amostra maior (198 doentes) mas com uma metodologia diferente. Dividiram a população em 2 categorias: exacerbadores frequentes *(>2* exacerbações/ano) e exacerbadores ligeiros (< exacerbações/ano). Em seguida, estudaram as pontuações FACED e BSI em cada categoria. Os exacerbadores frequentes apresentavam factores de risco como a idade avançada, a colonização por Pseudomonas Aeruginosa, valores baixos de FEV1 e do rácio de Tiffneau e uma associação com a DPOC. Por outro lado, se olharmos para as pontuações BSI e FACED, a idade e a Pseudomonas Aeruginosa são os 2 factores envolvidos na frequência das exacerbações, e para a BSI acrescentamos a noção de hospitalização e exacerbação prévia.

4.1 Comparação por previsão de mortalidade

De acordo com os nossos resultados, a pontuação BSI é mais sensível na previsão da mortalidade do que a pontuação FACED. Os valores da AUC são diferentes, com uma AUC significativa para a pontuação BSI (0,77), mas não significativa para a pontuação FACED (0,67).

Com base na pontuação BSI, as curvas de sobrevivência de Kaplein e Meyer mostram que a sobrevivência a 10 anos é desfavorável, particularmente para o grupo grave. Por outro lado, a sobrevivência é melhor para o grupo ligeiro a moderado. Neste caso, o BSI é uma boa ferramenta para distinguir entre os doentes que necessitam de um tratamento bastante extenso (grupo grave) e os que podem ser acompanhados por um médico de família (grupo ligeiro). Por outro lado, se observarmos a curva de Kaplein e Meyer para a pontuação FACED, verificamos que a mortalidade aumenta principalmente nos grupos moderado e grave. Esta discrepância entre o BSI e a pontuação FACED deve-se à diferença nas suas variáveis e na atribuição de pontos a cada variável. De facto, ao analisarmos os factores de risco de mortalidade no nosso estudo, verificámos que alguns factores estão incluídos no score BSI e não no score FACED, como é o caso do IMC, o que pode explicar esta discrepância nos resultados para a nossa população. Por outro lado, quando analisamos os parâmetros que compõem os dois scores, os valores atribuídos a uma mesma variável diferem consoante o score utilizado. Interessavam-nos as variáveis que constituíam um fator de risco independente para a mortalidade, tais como :

* **Idade**: a pontuação do BSI tem em conta 4 grupos etários, com valores de 6 pontos acima dos 80 anos, 4 pontos acima dos 70 anos e 2 pontos acima dos 50 anos. Estes valores importantes influenciam a pontuação total, e só a idade, avaliada em 6 pontos, já classifica o DDB moderado. Quanto à pontuação FACED, a idade superior a 70 anos vale 2 pontos e a idade pontuada em 2 pontos resulta numa classificação de DDB ligeiro. Por conseguinte, o mesmo doente será classificado de forma diferente consoante se aplique a pontuação BSI ou FACED.

* **Para a dispneia de esforço**: a classificação baseou-se essencialmente na MRC para o BSI e na mMRC para o FACED. Os valores atribuídos atingem 3 pontos para o estádio 5 da MRC para o BSI, mas são inferiores para o FACED, atingindo 1 ponto para os estádios 3 e 4 da mMRC.

* **Para o FEV1**: a pontuação FACED atribui 2 pontos para qualquer valor <50%, enquanto o BSI atribui 3 pontos para FEV1 <30% e 1 ponto para FEV1 entre 50 e 80%. O FEV1, que é um fator de mortalidade independente, é portanto subestimado pela pontuação FACED, ao contrário do BSI.

4.2 Comparação por previsão de hospitalizações e exacerbações

Ambas as pontuações foram preditivas do risco hospitalização, com uma AUC >0,7 para cada uma. Além disso, o score BSI foi mais sensível na previsão de hospitalizações do que o score FACED, uma vez que a AUC correspondente foi de 0,95 contra 0,69 para o score FACED ($p<0,0001$). Na literatura, uma AUC

>0,8 é considerada excelente, o que é um ponto forte para o BSI. Estes resultados podem ser explicados pelo facto de o score do BSI já incluir entre as suas variáveis a hospitalização nos últimos 2 anos. Para além disso, o BSI atribui 5 pontos a esta variável, o que classifica imediatamente a DDB como moderada. Este valor é considerado sobrestimado se a hospitalização for excessiva em certos casos específicos (melhor acesso aos cuidados), enquanto que a DDB é normalmente ligeira se este fator não for tido em conta.

Nenhuma das pontuações é um bom indicador de exacerbações. Embora o BSI tenha este fator em conta e atribua 2 pontos a mais de 3 exacerbações. Apenas 29% dos doentes são considerados pelo BSI como tendo tido exacerbações superiores a 3/ano. Considera-se que é necessário um bom interrogatório para detetar o número exato de exacerbações, uma vez que o doente pode não ter conhecimento de uma exacerbação e, assim, alterar os resultados da pontuação do BSI. Martinez Garcia et al (51) estabeleceram uma pontuação denominada EXA-FACED para compensar a FACED, tendo em conta o fator exacerbação. Esta pontuação demonstrou um bom valor preditivo para as exacerbações e a mortalidade.

4.3 Comparação por qualidade de vida

A DDB é uma doença heterogénea e bastante complexa. Consequentemente, a gravidade desta doença depende de uma avaliação da qualidade vida. O SGRQ é um questionário validado que tem sido utilizado há muito tempo em doenças respiratórias crónicas como a DPOC e os DDB.

Uma meta-análise efectuada por Spinou et al (52) em 2016 de 43 estudos (3727 doentes com DDB). Os autores analisaram os questionários utilizados para estimar a qualidade vida doentes. Concluíram que o SGRQ é o mais utilizado (63%) e o mais associado à dispneia de esforço. No entanto, esta pontuação é considerada difícil de preencher pelos doentes durante um longo período de tempo. Um estudo mais recente realizado em 2018 por Dudgeon et al (53) numa pequena amostra (8 doentes) concluiu que o SGRQ tinha 3 pontos negativos segundo os participantes: algumas perguntas eram difíceis, o questionário não era verificado após 3 meses e as perguntas verdadeiro/falso não eram precisas.

De acordo com um estudo de 2013 de Charrier et al (54), após 6 meses de reabilitação respiratória, observaram uma melhoria significativa na qualidade de vida dos doentes utilizando a pontuação SGRQ.

Para a nossa população, calculámos este questionário para os sobreviventes, e os resultados não mostraram qualquer diferença entre as duas pontuações. Os doentes classificados como graves apresentaram um SGRQ total de cerca de 67 e 65, respetivamente, para as pontuações BSI e FACED. Não foi estabelecida qualquer correlação entre as pontuações e o SGRQ. O ponto negativo deste questionário é o elevado número de partes (3 partes) e de perguntas, que podem ser bastante pesadas para o doente e para o médico. Foram elaborados outros questionários

4.4 Estado psicológico

A deteção de perturbações depressivas e de ansiedade ser necessária na gestão global de um doente com DDB. Conforme relatado por Bousoffara et al (55) num estudo prospetivo tunisino realizado em 2014: a prevalência de depressão foi de 20,8% e a de ansiedade de 22,7% utilizando a escala HAD. Os autores verificaram que os doentes com perturbações de ansiedade apresentavam dispneia de esforço mais avançada, FEV1 baixo e rápida progressão para insuficiência respiratória crónica. No entanto, este estudo teve em conta doentes sem comorbilidades associadas, o que não é o caso do nosso estudo.

Por outro lado, Olveira et al (56) estudaram a relação e mostraram que os sintomas de depressão e ansiedade são factores independentes na má qualidade de vida dos doentes.

No nosso estudo, 45 dos 81 doentes (55,6%) apresentavam uma perturbação de ansiedade-depressão.

A distribuição destes doentes difere consoante a pontuação de gravidade utilizada. Se utilizássemos o escore FACED, teríamos 27 pacientes (60%) no grupo moderado. Por outro lado, utilizando a pontuação BSI, teríamos 27 doentes classificados no grupo grave.

A relação estatística entre a escala HAD e as 2 pontuações de gravidade foi significativa, com valores de p de cerca de 0,004 e 0,039 para as pontuações FACED e BSI, respetivamente.

Proposta de uma nova pontuação de gravidade para a DDB :

Com base nos resultados do estudo multivariado, foram identificados vários factores de risco de mortalidade na nossa população. Alguns factores não estão incluídos nas pontuações BSI e FACED. Por conseguinte, tendo em conta a pontuação BSI, que é a melhor pontuação aplicável à nossa população, propomos ter em conta estes factores de risco identificados: O número de comorbilidades todos os tipos, uma história de hipertensão, asma e DRGE, estatuto socioeconómico, superinfeção por Branhamella Catarrhalis e não utilização de Bromexina.

De acordo com a literatura, a inflamação sistémica tem sido proposta como uma potencial explicação do mecanismo que liga a DDB, como na DPOC, a co-morbilidades, em parte com o processo de envelhecimento (57). As estatinas e os macrólidos demonstraram ser eficazes na DPOC em ensaios aleatórios controlados, devido à sua atividade anti-inflamatória. O desenvolvimento de novos fármacos anti-inflamatórios selectivos poderá ser promissor no futuro

(58). Além disso, de acordo com o nosso trabalho, a bromexina desempenha um papel protetor, uma vez que a ausência deste tratamento constitui um fator de risco independente para a mortalidade. O tratamento mucolítico é utilizado por rotina, mas uma revisão Cochrane da literatura (59) refere que apenas 2 estudos analisaram os agentes micolíticos na DPOC com ou sem exacerbações, mas os resultados permanecem inconclusivos.

Serão necessários mais estudos para classificar os novos itens da pontuação e validá-los na população tunisina.

Quadro XXV: Variáveis que compõem a nova pontuação

Variável
Idade (ano)
<50
50-69
70-79
>80
Índice de massa corporal (IMC)
<18.5
>18.5
FEV1(%)
>80%
50-80%
30-49%
<30%
Hospitalizações nos últimos 2 anos
Não
Sim
Exacerbações no ano anterior 0-2
>3
Dispneia - MRC 1-3
4 5
Colonização por Pseudomonas Aeruginosa Não
Sim
Colonização por outro microrganismo Não
Sim
Extensão radiológica (> 3 lóbulos e/ou DDB cística)
Não Sim
Nível socioeconómico Asma
DRGE
Número de co-morbilidades
Superinfeção por Branhamella Catarrhalis Não utilização de bromexina

Os pontos fortes do nosso estudo são

O primeiro ponto forte deste trabalho é o facto de se centrar na DDB, que é uma patologia negligenciada, e demonstrar a elevada mortalidade associada a esta condição.

Por outro lado, concentrámo-nos nas pontuações de gravidade descritas na literatura (BSI e FACED) que não foram previamente estudadas na população tunisina, o que acrescenta valor ao nosso trabalho.

É também de salientar que a análise de parâmetros fiáveis e validados como o SGRQ, a escala HAD e o Índice de Comorbilidade de Charlson são pontos fortes deste estudo.

Por último, a análise estatística deste estudo permitiu comparar objetivamente as diferenças entre os resultados.

Limitações do estudo :

primeiro ponto fraco do estudo é a pequena dimensão da amostra e a natureza retrospetiva do estudo.

Para os doentes que já tinham morrido, o SGRQ não estimou a sua qualidade de vida, o que levou a um viés de seleção.

É também de salientar que o exame citobacteriológico da expetoração não é sistemático na nossa prática diária, especialmente no estado estável. Isto reduzirá a probabilidade de colonização bacteriana.

Conclusão

A dilatação brônquica difusa (DBD) é uma doença cada vez mais comum em medicina respiratória. Atualmente, assistimos a formas mais graves associadas a um aumento da mortalidade. O diagnóstico da dilatação brônquica difusa é facilmente estabelecido através de exames de TC multibarras, mas a abordagem etiológica e terapêutica pode ser difícil, principalmente devido à natureza heterogénea da doença.

É por isso que pensámos que seria interessante contribuir, através deste estudo retrospetivo de 110 casos de doentes recolhidos entre 2009 e 2018 na unidade de pneumologia do Hospital Hédi Chaker em Sfax, para analisar os factores de prognóstico e comparar as duas pontuações de gravidade, BSI e FACED, com o objetivo de escolher a melhor para a nossa população.

Os nossos resultados são os seguintes:

Os dados demográficos revelaram um rácio entre os sexos de 1,4 com uma predominância do sexo masculino (58%). A idade média era de 60 anos. O tabagismo estava presente em 46% dos doentes.

Os antecedentes pessoais eram variáveis, com predomínio de comorbilidades cardiovasculares, DRGE, asma e DPOC. O nível socioeconómico era médio em quase metade dos casos.

O quadro clínico continua a ser dominado por dispneia de esforço, seguida de tosse produtiva e broncorreia matinal.

A TC de tórax confirma o diagnóstico de DDB e estuda o tipo de lesões. Na nossa população, as formas cilíndricas são as mais comuns (75%) e não são raras as associações entre os diferentes tipos (51,9%).

Um estudo microbiológico com ECBC mostrou 5 doentes colonizados por piocianinas. Por outro lado, as superinfecções não são raras, como o pyocyanus, que afectou 24 doentes, e outros germes estavam presentes em 22 casos.

A espirometria foi utilizada para medir o VEF1, que foi em média de 52%. A frequência de distúrbios ventilatórios obstrutivos também foi registada em 45% dos casos.

As etiologias do DDB na nossa população são principalmente infecciosas, incluindo a tuberculose (19%) e as infecções em jovens (9%), enquanto as doenças sistémicas são menos comuns (7%). Na maioria dos casos, a DDB permanece idiopática (65%).

Prognóstico:

A mortalidade da nossa população é elevada, com 20,6%. Aumenta com a idade, atingindo 13,7% acima dos 65 anos. Predomina o sexo masculino (25,9%), sem relação significativa. Os dados da literatura são limitados, uma vez que se trata de uma doença ainda subdiagnosticada. No Reino Unido, a mortalidade é elevada, atingindo 29%. Outros estudos revelaram uma mortalidade significativa associada à DDB, nomeadamente na Turquia (16,3%), na Bélgica (10,6%) e na Coreia do Sul (2,9% no hospital).

Os dados do nosso estudo apontam para numerosos factores de risco independentes para a mortalidade, que podem ser resumidos da seguinte forma:

- Nível socioeconómico médio a elevado
- O número de co-morbilidades
- Certos antecedentes: Tensão arterial elevada, asma, DRGE
- Superinfeção por Branhamella Catarrhalis
- Não utilizar Bromexina
- Hospitalizações / 2 anos anteriores

Relativamente às pontuações de gravidade: BSI versus FACED

Para a nossa população, a pontuação BSI é melhor na previsão da mortalidade a longo prazo. Além disso, é mais sensível na previsão de internamentos hospitalares, o que já é um fator de risco independente para a mortalidade.

Da mesma forma, o escore BSI teve uma relação estatisticamente significativa com o declínio do VEF1. Por outro lado, nenhum score foi capaz de prever exacerbações na nossa série. Estes resultados são esperados, uma vez que na literatura a pontuação BSI é considerada pela maioria dos estudos como sensível na mortalidade, bem como na previsão de exacerbações, hospitalizações, declínio do VEF1 e comprometimento da qualidade de vida.

Atualmente, a qualidade de vida é um fator essencial na avaliação da gravidade da DDB. O SGRQ reflecte a qualidade de vida dos nossos doentes, com uma relação significativa com a escala HAD, o número de exacerbações e de hospitalizações.

Bibliografia

1. Fuschillo S, De Felice A, Balzano G. Mucosal inflammation in idiopathic bronchiectasis: cellular and molecular mechanisms. Eur Respir J. 1 Feb 2008;31(2):396- 406.

2. Quint JK, Millett ERC, Joshi M, Navaratnam V, Thomas SL, Hurst JR, et al. Alterações na incidência, prevalência e mortalidade de bronquiectasias no Reino Unido de 2004 a 2013: um estudo de coorte de base populacional. Eur Respir J. Jan 2016;47(1):186- 93.

3. Goeminne PC, Hernandez F, Diel R, Filonenko A, Hughes R, Juelich F, et al. O peso económico da bronquiectasia - conhecido e desconhecido: uma revisão sistemática. BMC Pulm Med. Dez 2019;19(1):54.

4. King PT, Holdsworth SR, Freezer NJ, Villanueva E, Holmes PW. Characterisation of the onset and presenting clinical features of adult bronchiectasis. Respir Med. Dec 2006;100(12):2183- 9.

5. Loebinger MR, Wells AU, Hansell DM, Chinyanganya N, Devaraj A, Meister M, et al. Mortality in bronchiectasis: a long-term study assessing the factors influencing survival. Eur Respir J. 1 de outubro de 2009;34(4):843- 9.

6. Martínez-García MA, Perpiñá-Tordera M, Román-Sánchez P, Soler-Cataluña JJ. Determinantes da qualidade de vida em pacientes com bronquiectasias clinicamente estáveis. Chest. agosto de 2005;128(2):739- 45.

7. Chalmers JD, Goeminne P, Aliberti S, McDonnell MJ, Lonni S, Davidson J, et al. The Bronchiectasis Severity Index. Um estudo internacional de derivação e validação. Am J Respir Crit Care Med. março de 2014;189(5):576- 85.

8. Martinez-Garcia MA, de Gracia J, Vendrell Relat M, Giron R-M, Maiz Carro L, de la Rosa Carrillo D, et al. Abordagem multidimensional da bronquiectasia por fibrose não-cística: a pontuação FACED. Eur Respir J. 1 de maio de 2014;43(5):1357- 67.

9. Athanazio R, Pereira MC, Gramblicka G, Cavalcanti-Lundgren F, de Figueiredo MF, Arancibia F, et al. Validação na América Latina do escore FACED em pacientes com bronquiectasias: uma análise de seis coortes. BMC Pulm Med. Dez 2017;17(1):73.

10. McDonnell MJ, Aliberti S, Goeminne PC, Dimakou K, Zucchetti SC, Davidson J, et al. Avaliação multidimensional da gravidade na bronquiectasia: uma análise de sete coortes europeias. Thorax. Dez 2016;71(12):1110- 8.

11. Ellis HC, Cowman S, Fernandes M, Wilson R, Loebinger MR. Previsão da mortalidade na bronquiectasia utilizando o índice de gravidade da bronquiectasia e as pontuações FACED: um estudo de coorte de 19 anos. Eur Respir J. Feb 2016;47(2):482- 9.

12. Onen ZP, Eris Gulbay B, Sen E, Akkoca Yildiz Ö, Saryal S, Acican T, et al. Análise dos factores relacionados com a mortalidade em doentes com bronquiectasias. Respir Med. Jul 2007;101(7):1390- 7.

13. Minov J, Karadzinska-Bislimovska J, Vasilevska K, Stoleski S, Mijakoski D. Avaliação da gravidade da bronquiectasia por fibrose não cística: o FACED Score vs o Bronchiectasis Severity Index. Open Respir Med J. 31 de março de 2015;9(1):46- 51.

14. Martínez-García MÁ, Máiz L, Olveira C, Girón RM, de la Rosa D, Blanco M, et al. Diretrizes espanholas sobre a avaliação e diagnóstico de bronquiectasias em adultos. Arch Bronconeumol Engl Ed. Feb 2018;54(2):79- 87.

15. Charlson ME, Pompei P, Ales KL, MacKenzie CR. Um novo método de classificação da comorbilidade prognóstica em estudos longitudinais: Desenvolvimento e validação. J Chronic Dis. Jan 1987;40(5):373- 83.

16. Jones PW, Quirk FH, Baveystock CM. The St George's Respiratory Questionnaire. Respir Med. Sept 1991;85:25- 31.

17. Martínez García MA, Perpiñá Tordera M, Román Sánchez P, Cataluña S. Internal Consistency and Validity of the Spanish Version of the St. George' Respiratory Questionnaire for Use in Patients

With Clinically Stable Bronchiectasis. Arch Bronconeumol Engl Ed. março de 2005;41(3):110- 7.
18. Ringshausen FC, de Roux A, Pletz MW, Hämäläinen N, Welte T, Rademacher J. Bronchiectasis-Associated Hospitalizations in Germany, 2005-2011: A Population-Based Study of Disease Burden and Trends (Hospitalizações associadas à bronquiectasia na Alemanha, 2005-2011: um estudo de base populacional sobre a incidência e as tendências da doença). Fessler MB, editor. PLoS ONE. 1 Aug 2013;8(8):e71109.
19. Seitz AE, Olivier KN, Steiner CA, Montes de Oca R, Holland SM, Prevots DR. Trends and Burden of Bronchiectasis-Associated Hospitalizations in the United States, 1993-2006. Chest. Oct 2010;138(4):944- 9.
20. Choi H, Yang B, Nam H, Kyoung D-S, Sim YS, Park HY, et al. Prevalência de base populacional de bronquiectasias e comorbilidades associadas na Coreia do Sul. Eur Respir J. Aug 2019;54(2):1900194.
21. Aksamit TR, O'Donnell AE, Barker A, Olivier KN, Winthrop KL, Daniels MLA, et al. Pacientes adultos com bronquiectasia. Peito. maio de 2017;151(5):982- 92.
22. Sadighi Akha AA. O envelhecimento e o sistema imunitário: uma visão geral. J Immunol Methods. dec 2018;463:21- 6.
23. Campo CE. Bronquiectasia. Terceiro relatório de um estudo de acompanhamento de casos médicos e cirúrgicos da infância. Arch Dis Child. 1 de outubro de 1969;44(237):551- 61.
24. King P. The pathophysiology of bronchiectasis (A fisiopatologia da bronquiectasia). Int J Chron Obstruct Pulmon Dis. Out 2009;411.
25. Lonni S, Chalmers JD, Goeminne PC, McDonnell MJ, Dimakou K, De Soyza A, et al. Etiologia da bronquiectasia por fibrose não cística em adultos e sua correlação com a gravidade da doença. Ann Am Thorac Soc. Dez 2015;12(12):1764- 70.
26. Lee AL, Button BM, Denehy L, Wilson JW. Refluxo gastro-esofágico na bronquiectasia por fibrose não-cística. Pulm Med. 2011;2011:1- 6.
27. Chandrasekaran R, Mac Aogáin M, Chalmers JD, Elborn SJ, Chotirmall SH. Variação geográfica na etiologia, epidemiologia e microbiologia da bronquiectasia. BMC Pulm Med. Dez 2018;18(1):83.
28. Lynch DA, Newell J, Hale V, Dyer D, Corkery K, Fox NL, et al. Correlação dos resultados da TC com avaliações clínicas em 261 pacientes com bronquiectasias sintomáticas. Am J Roentgenol. julho de 1999;173(1):53- 8.
29. Loubeyre P, Paret M, Revel D, Wiesendanger T, Brune J. Thin-Section CT Detection of Emphysema Associated With Bronchiectasis and Correlation With Pulmonary Function Tests. Chest. Feb 1996;109(2):360- 5.
30. Amorim A, Meira L, Redondo M, Ribeiro M, Castro R, Rodrigues M, et al. Prevalência, Factores de Risco e Caraterísticas da Infeção Bacteriana Crónica: Um Estudo Prospetivo de Base Populacional de Bronquiectasias. J Clin Med. 6 de março de 2019;8(3):315.
31. Finch S, McDonnell MJ, Abo-Leyah H, Aliberti S, Chalmers JD. Uma análise abrangente do impacto da colonização *por Pseudomonas aeruginosa* no prognóstico da bronquiectasia em adultos. Ann Am Thorac Soc. 10 Sep 2015;AnnalsATS.201506-333OC.
32. Machado BC, Jacques PS, Penteado LP, Roth Dalcin P de T. Fatores Prognósticos em Pacientes Adultos com Bronquiectasia por Fibrose Não Cística. Pulmão. Dez 2018;196(6):691- 7.
33. Goeminne P, Scheers H, Decraene A, Seys S, Dupont L. Factores de risco para morbilidade e morte na bronquiectasia por fibrose não-cística: uma análise retrospetiva transversal de doentes bronquiectásicos diagnosticados por TC. Respir Res. 2012;13(1):21.
34. Poppelwell L, Chalmers JD. Definição de gravidade na bronquiectasia por fibrose não-cística. Expert Rev Respir Med. abril de 2014;8(2):249- 62.
35. McDonnell MJ, Aliberti S, Goeminne PC, Restrepo MI, Finch S, Pesci A, et al. Comorbidades e o risco de mortalidade em pacientes com bronquiectasia: um estudo de coorte multicêntrico internacional. Lancet Respir Med. Dez 2016;4(12):969- 79.
36. Martinez-Garcia MA, Miravitlles M. Bronquiectasia em doentes com DPOC: mais do que uma

comorbilidade? Int J Chron Obstruct Pulmon Dis. maio de 2017;Volume 12:1401-11.
37. Labaki WW, Han MK. Impacto da bronquiectasia na frequência e gravidade das exacerbações respiratórias na DPOC. Int J Chron Obstruct Pulmon Dis. Jul 2018;Volume 13:2335- 8.
38. Mandal P, Morice AH, Chalmers JD, Hill AT. Os sintomas de refluxo das vias aéreas predizem exacerbações e qualidade de vida na bronquiectasia. Respir Med. Jul 2013;107(7):1008- 13.
39. McDonnell MJ, O'Toole D, Ward C, Pearson JP, Lordan JL, De Soyza A, et al. Uma síntese qualitativa do refluxo gastro-esofágico na bronquiectasia: compreensão atual e risco futuro. Respir Med. agosto de 2018;141:132- 43.
40. Murray MP, Pentland JL, Turnbull K, MacQuarrie S, Hill AT. Sputum colour: a useful clinical tool in non-cystic fibrosis bronchiectasis. Eur Respir J. 1 de agosto de 2009;34(2):361- 4.
41. Reiff DB, Wells AU, Carr DH, Cole PJ, Hansell DM. CT findings in bronchiectasis: limited value in distinguishing between idiopathic and specific types. Am J Roentgenol. agosto de 1995;165(2):261- 7.
42. Park J, Kim S, Lee YJ, Park JS, Cho Y-J, Yoon HI, et al. Factores associados à progressão radiológica da bronquiectasia por fibrose não-cística durante o seguimento a longo prazo: Progressão radiológica da bronquiectasia. Respirology. agosto de 2016;21(6):1049- 54.
43. McDonnell MJ, Jary HR, Perry A, MacFarlane JG, Hester KLM, Small T, et al. Bronquiectasia por fibrose não cística: Um estudo de coorte observacional retrospetivo longitudinal de persistência e resistência de Pseudomonas. Respir Med. junho de 2015;109(6):716- 26.
44. Tassart G, Pieters T, Gohy S. O TRATAMENTO DA BRONQUIECTASIA NO ADULTO. Rev Med Liege. :9.
45. Wilson CB, Jones PW, O'Leary CJ, Hansell DM, Cole PJ, Wilson R. Effect of sputum bacteriology on the quality of life of patients with bronchiectasis. Eur Respir J. 1 de agosto de 1997;10(8):1754- 60.
46. Gao Y, Guan W, Liu S, Wang L, Cui J, Chen R, et al. A etiologia da bronquiectasia em adultos: uma revisão sistemática da literatura: A etiologia da bronquiectasia. Respirologia. nov 2016;21(8):1376- 83.
47. Olveira C, Padilla A, Martínez-García M-Á, de la Rosa D, Girón R-M, Vendrell M, et al. Etiologia das bronquiectasias numa coorte de 2047 doentes. An Analysis of the Spanish Historical Bronchiectasis Registry. Arch Bronconeumol Engl Ed. Jul 2017;53(7):366- 74.
48. T Hill A, L Sullivan A, D Chalmers J, De Soyza A, Stuart Elborn J, Andres Floto R, et al. Diretriz da British Thoracic Society para bronquiectasias em adultos. Thorax. Jan 2019;74(Suppl 1):1-69.
49. Costa JC, Machado JN, Ferreira C, Gama J, Rodrigues C. O Bronchiectasis Severity Index e o escore FACED para avaliação da gravidade das bronquiectasias. Pneumologia. maio de 2018;24(3):149- 54.
50. Rosales-Mayor E, Polverino E, Raguer L, Alcaraz V, Gabarrus A, Ranzani O, et al. Comparação de duas pontuações de prognóstico (BSI e FACED) numa coorte espanhola de doentes adultos com bronquiectasias e melhoria da capacidade de previsão de exacerbações do FACED. Loukides S, editor. PLOS ONE. 6 Abr 2017;12(4):e0175171.
51. Martinez-Garcia MA, Athanazio RA, Girón RM, Máiz-Carro L, de la Rosa D, Olveira C, et al. Predizendo alto risco de exacerbações em bronquiectasias: o escore E-FACED. Int J Chron Obstruct Pulmon Dis. Jan 2017;Volume 12:275- 84.
52. Spinou A, Fragkos KC, Lee KK, Elston C, Siegert RJ, Loebinger MR, et al. A validade dos questionários de qualidade de vida relacionada com a saúde na bronquiectasia: uma revisão sistemática e meta-análise. Thorax. agosto de 2016;71(8):683- 94.
53. Dudgeon EK, Crichton M, Chalmers JD. "O ingrediente que falta": a perspetiva do doente sobre a qualidade de vida relacionada com a saúde na bronquiectasia: um estudo qualitativo. BMC Pulm Med. Dez 2018;18(1):81.
54. Charrier M. Reabilitação respiratória e qualidade de vida em pacientes com dilatação brônquica.

2013;56.
55. Boussoffara L, Boudawara N, Gharsallaoui Z, Sakka M, Knani J. Transtornos ansiodepressivos e dilatação brônquica. Rev Mal Respir. março de 2014;31(3):230- 6.
56. Olveira C, Olveira G, Gaspar I, Dorado A, Cruz I, Soriguer F, et al. Sintomas de depressão e ansiedade na bronquiectasia: associações com a qualidade de vida relacionada com a saúde. Qual Life Res. Apr 2013;22(3):597- 605.
57. Fabbri LM, Luppi F, Beghe B, Rabe KF. Comorbilidades crónicas complexas da DPOC. Eur Respir J.
1 Jan 2008;31(1):204- 12.
58. Koser U, Hill A. O que há de novo no tratamento de bronquiectasias em adultos? F1000Research. 20 de abril de 2017;6:527.
59. Welsh EJ, Evans DJ, Fowler SJ, Spencer S. Interventions for bronchiectasis: an overview of Cochrane systematic reviews. Grupo Cochrane Airways, editor. Cochrane Database Syst Rev [Internet]. 14 jul 2015 [citado 30 dez 2019]; Disponível em: http://doi.wiley.com/10.1002/14651858.CD010337.pub2

Apêndice 1: Formulário de recolha de dados

Apelido Nome próprio Número do ficheiro
Idade
Género
IMC
Origem rural Urbana
Profissão

<u>Hábitos</u>
Tabagismo ativo / passivo Número de AF
Álcool

<u>ATCD</u>
Obesidade
Diabetes
DPOC
Asma sarampo
DRGE
HTA
Doença cardíaca: isquémica / perturbações do ritmo
Neoplásico
Sarampo
Número de exacerbações no ano anterior :
Número de hospitalizações nos últimos 2 anos :

<u>Sintomas</u>
Dispneia de esforço: estádio mMRC/MRC
Hemoptise :recidiva abundante
Tosse : seca produtiva
Broncorreia matinal
Dor no peito : tipo
Infecções respiratórias inferiores recorrentes

<u>Espirometria</u>
FEV1 (%)
FEV1/FVC(%)
CVL (%)

<u>ECBC</u>
História de infeção por Pseudomonas Aéruginosa :
Colonização por Pseudomonas Aéruginosa
Outros germes: especificar

Tomografia computorizada do tórax
Número de lóbulos :
Tipo de lesões :
Cilíndrico / moniliforme / cístico
ADP : Mediastinal / hilar
Pleuresia
Enfisema

Avaliação da qualidade de vida
Questionário de São Jorge (SGRQ)

Etiologia da doença
Tuberculose
Pneumonia numa idade precoce Doença sistémica idiopática
Outros

Tratamento
Corticóides inalados
Corticóides sistémicos
Antibióticos inalados
LAMA
LABA
Teofilina
Bissolvan
Cirurgia: lobectomia / segmentectomia / pneumonectomia
Morte / tempo entre o diagnóstico e a morte

Pontuações de gravidade Pontuação BSI Pontuação FACED

Apêndice 2: Índice de comorbilidade de Charlson

Artigos	Ponderação	Pontuação
Enfarte do miocárdio	1 ponto	
Insuficiência cardíaca congestiva	1 ponto	
Doenças vasculares periféricas	1 ponto	
Doenças cerebrovasculares (exceto hemiplegia)	1 ponto	
Demência	1 ponto	
Doenças pulmonares crónicas	1 ponto	
Doenças do tecido conjuntivo	1 ponto	
Úlceras esogastro-duodenais	1 ponto	
Diabetes não complicada	1 ponto	
Doença hepática ligeira	1 ponto	
Hemiplegia	2 pontos	
Doença renal moderada ou grave	2 pontos	
Diabetes com lesões em órgãos-alvo	2 pontos	
Cancro	2 pontos	
Leucemia	2 pontos	
Linfoma	2 pontos	
Mieloma múltiplo	2 pontos	
Doença hepática moderada ou grave	3 pontos	
Tumor metastático	6 pontos	
SIDA	6 pontos	

Apêndice 3: Pontuação FACED

Itens Pontos I	
Colonização crónica por Pseudomonas Aeruginosa	
Não 0	
Sim 1	
Dispneia Pontuação mMRC	
0-II	0
III-IV	1
FEV1 % previsto	
>50%	0
<50%	2
Idade	
<70 anos	0
>70 anos	2
Número de lóbulos	
1-2	0
>2	1

Pontos	Pontuação
0-2	Luz DDB
3-4	DDB moderado
5-7	DDB grave

Apêndice 4: Pontuação BSI

Variável	Pontos
Idade (anos) <50	0
50-69	2
70-79	4
>80	6
Índice de Massa Corporal (IMC) <18,5	0
>18.5	2
FEV1(%)	
>80%	0
50-80%	1
30-49%	2
<30%	3
Hospitalizações nos últimos 2 anos Não	0
Sim	5
Exacerbações no ano anterior 0-2	0
>3	2
Dispneia - MRC 1-3	0
4	2
5	3
Colonização por Pseudomonas Aeruginosa Não	0
Sim	3
Colonização por outro microrganismo Não	0
Sim	1
Extensão radiológica (> 3 lóbulos e/ou DDBs quísticos)	0
Não	1
Sim	

Pontos	Pontuação
0-4	baixa pontuação BSI
5-8	Pontuação intermédia do BSI
> 9	Pontuação elevada do BSI

Apêndice 5: Escala HAH

Outil associé à la recommandation de bonne pratique « Arrêt de la consommation de tabac : du dépistage individuel au maintien de l'abstinence »

Échelle HAD : *Hospital Anxiety and Depression scale*

L'échelle HAD est un instrument qui permet de dépister les troubles anxieux et dépressifs. Elle comporte 14 items cotés de 0 à 3. Sept questions se rapportent à l'anxiété (total A) et sept autres à la dimension dépressive (total D), permettant ainsi l'obtention de deux scores (note maximale de chaque score = 21).

1. Je me sens tendu(e) ou énervé(e)
- La plupart du temps 3
- Souvent 2
- De temps en temps 1
- Jamais 0

2. Je prends plaisir aux mêmes choses qu'autrefois
- Oui, tout autant 0
- Pas autant 1
- Un peu seulement 2
- Presque plus 3

3. J'ai une sensation de peur comme si quelque chose d'horrible allait m'arriver
- Oui, très nettement 3
- Oui, mais ce n'est pas trop grave 2
- Un peu, mais cela ne m'inquiète pas 1
- Pas du tout 0

4. Je ris facilement et vois le bon côté des choses
- Autant que par le passé 0
- Plus autant qu'avant 1
- Vraiment moins qu'avant 2
- Plus du tout 3

5. Je me fais du souci
- Très souvent 3
- Assez souvent 2
- Occasionnellement 1
- Très occasionnellement 0

6. Je suis de bonne humeur
- Jamais 3
- Rarement 2
- Assez souvent 1
- La plupart du temps 0

7. Je peux rester tranquillement assis(e) à ne rien faire et me sentir décontracté(e)
- Oui, quoi qu'il arrive 0
- Oui, en général 1
- Rarement 2
- Jamais 3

8. J'ai l'impression de fonctionner au ralenti
- Presque toujours 3
- Très souvent 2
- Parfois 1
- Jamais 0

9. J'éprouve des sensations de peur et j'ai l'estomac noué
- Jamais 0
- Parfois 1
- Assez souvent 2
- Très souvent 3

10. Je ne m'intéresse plus à mon apparence
- Plus du tout 3
- Je n'y accorde pas autant d'attention que je devrais 2
- Il se peut que je n'y fasse plus autant attention 1
- J'y prête autant d'attention que par le passé 0

11. J'ai la bougeotte et n'arrive pas à tenir en place
- Oui, c'est tout à fait le cas 3
- Un peu 2
- Pas tellement 1
- Pas du tout 0

12. Je me réjouis d'avance à l'idée de faire certaines choses
- Autant qu'avant 0
- Un peu moins qu'avant 1
- Bien moins qu'avant 2
- Presque jamais 3

13. J'éprouve des sensations soudaines de panique
- Vraiment très souvent 3
- Assez souvent 2
- Pas très souvent 1
- Jamais 0

14. Je peux prendre plaisir à un bon livre ou à une bonne émission de radio ou de télévision
- Souvent 0
- Parfois 1
- Rarement 2
- Très rarement 3

Scores

Additionnez les points des réponses : 1, 3, 5, 7, 9, 11, 13 : Total A = ______

Additionnez les points des réponses : 2, 4, 6, 8, 10, 12, 14 : Total D = ______

Interprétation

Pour dépister des symptomatologies anxieuses et dépressives, l'interprétation suivante peut être proposée pour chacun des scores (A et D) :

- 7 ou moins : absence de symptomatologie

- 8 à 10 : symptomatologie douteuse – 11 et plus : symptomatologie certaine.

Selon les résultats, il sera peut-être nécessaire de demander un avis spécialisé.

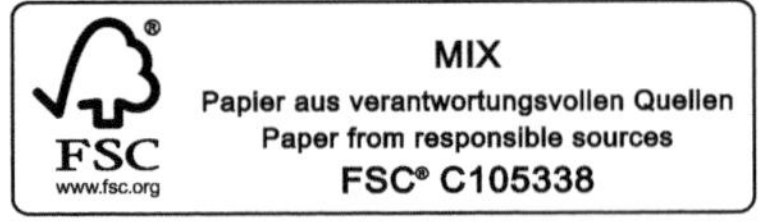

Printed by Books on Demand GmbH, Norderstedt / Germany